THE JOY OF MOVEMENT:

Lesson Plans and Large-Motor
Activities for Preschoolers

运动的乐趣：

幼儿大肌肉动作发展活动计划

［美］玛丽·林恩·哈夫纳（Many Lynn Hafner） 著

罗 丽 谷长伟 译

教育科学出版社
·北 京·

献　　给

为孩子们带来欢乐的幼儿园教师

译 者 序

　　幼儿的运动与学习是近年来国内外学前教育研究者共同关注的焦点。政策层面，《幼儿园教育指导纲要（试行）》《3—6岁儿童学习与发展指南》和《学龄前儿童（3—6岁）运动指南》先后颁布，多次指出幼儿运动与学习的重要性、动作发展对于幼儿发展的重要性，尤其是《3—6岁儿童学习与发展指南》第一次把动作发展作为健康领域的子维度，且明确指出："发育良好的身体、愉快的情绪、强健的体质、协调的动作、良好的生活习惯和基本生活能力是幼儿身心健康的重要标志。"《关于全面加强和改进新时代学校体育工作的意见》中也指出："学校体育课程注重大中小幼相衔接"，"学前教育阶段开展适合幼儿身心特点的游戏活动，培养体育兴趣爱好，促进动作机能协调发展"。研究层面，近十年来愈来愈多的研究者探寻适合中国儿童动作发展的测评工具，幼儿动作发展领域的研究成果日渐丰富，相应发展问题也日益凸显。实践层面，随着政策文本的不断落实以及儿童健康意识的不断提升，幼儿园愈发重视幼儿的动作与体质发展，而且从实践层面展开了多样化的探索和尝试，也涌现出了一批成果。

但近年来国民体质监测（幼儿部分）的监测数据显示，近二十年幼儿的体质在身高、体重逐年上升的情况下，出现了运动素质不断下降的趋势，在立定跳远、双脚连续跳以及坐位体前屈方面尤为显著。一些学者的研究也表明，幼儿动作不协调、动作发展滞后占比较高，动作发展优秀的占比较低，与国外常模比较，我国幼儿动作发展情况不容乐观。而且在实践层面，幼儿园更多关注幼儿体质的提升，动作发展意识较为薄弱。儿童是国家的未来，也是民族的希望。儿童的体质和动作发展已成为教育的焦点问题，如何开展符合学前儿童特点的动作教学，是当下的现实诉求。

《运动的乐趣：幼儿大肌肉动作发展活动计划》正是一本基于促进幼儿大肌肉动作发展的专业书籍，其特色主要体现为以下关键词。

多重视角。该书作者玛丽·林恩·哈夫纳是一位获得了物理治疗专业博士学位、拥有 20 余年临床治疗经验的物理治疗师。同时，她也是 4 个孩子的母亲，曾经在双胞胎女儿就读的幼儿园担任体育教师，在这所幼儿园组织和实施大肌肉动作发展活动长达 5 年，积累了丰富的一线实践经验。哈夫纳博士从物理治疗师、母亲、教师这三重身份的角度将先进的运动理论与实用的教育策略相结合，把其在幼儿园实施的运动课程总结成书。

里程碑。幼儿的动作发展有其典型的规律，大多数幼儿的发育顺序相同，但速度不同。本书中每一个活动都紧密围绕幼儿动作发展里程碑设计，活动指向幼儿动作发展系统中特定年龄应达成的目标或成就。在此特别指出：里程碑只是指导方向，可作为一般目标，而不能单独用它来评估幼儿发展。

体育教育。随着对自主游戏的重视不断提升，有部分人指出幼儿并不需要专门的动作发展活动，只要在户外玩游戏就可以了。但已有研究提醒我们，要重视幼儿的体育教育。因为在教师或家长的指导与支持下，幼儿才能掌握特定的动作技能，发展自尊心、独立性和自信心。有组织的体育教育活动才能更好地促进幼儿的社会性、认知和身体发展。

结构化。本书中的每个活动计划都包含 4 个部分：活动开始、热身活动、活动的主体和结束活动。活动开始常采用的策略是使用歌曲引发幼儿的兴趣；热身有多种方式，可以以坐姿或站姿进行，在本书附录的热身活动样例中有多种简便易行的热身方式；活动的主体主要聚焦于一个主题或某个动作技能，可以被设计成"定时站"的方式，满足幼儿大肌肉发展的需求；结束活动，可以通过唱歌或拉伸的方式进行。

实践验证。本书中的活动是作者在 5 年时间里，经过精心设计和多次修订而来的。本书的第二部分"让我们动起来！"呈现了 35个体系化的动作发展活动计划，详细阐述了每个活动的材料准备、活动开始、热身活动、系列子活动和活动结束。每个活动计划都是作者在研究的基础上评估过的，且经过了实践的验证。

易行性。本书中的活动兼顾趣味性和发展适宜性，活动易于实施，材料容易获取，在活动的过程中注重培养幼儿运动的自主性和积极性，形成影响一生的运动习惯和运动观念。本书操作性很强，具有较高的实践指导性，既为学前教育工作者提供了丰富的教育资源，也适合广大 3—6 岁幼儿的家长阅读。

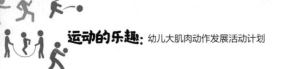
　　回到翻译本书的初衷，就是希望引发读者对幼儿动作发展的重视，在了解国外如何开展动作教育的基础上对现有幼儿体育教育进行反思，更希望在此基础上充分发挥教育智慧，探索适宜本土的幼儿动作发展活动计划，真正促进幼儿的动作发展，为其今后的发展奠定基础。

　　全书由罗丽翻译完成并统稿、由谷长伟校译。和本书的作者一样，衷心希望作为读者和践行者的您能以专业的视角开展好幼儿的动作教育，让幼儿在运动中找到乐趣！

谷长伟　罗　丽

2023 年 6 月 19 日

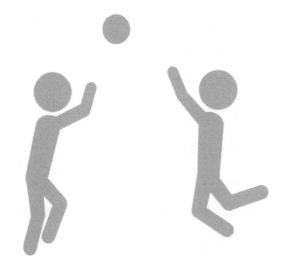

目　　录

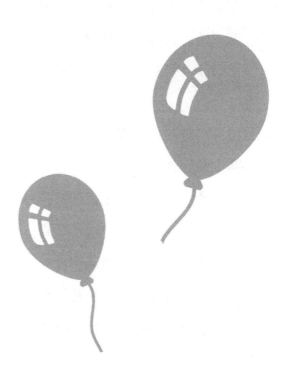

致　谢

特别感谢美国弗吉尼亚州亚历山大市的亨特堡幼儿园（Fort Hunt Preschool）里的所有教师、儿童及家长——如果没有他们，这本书是不可能完成的。

感谢我的家人，尤其是盖比、加文、纳蒂亚和安雅，他们尊重我的工作，每天都激励着我。当我办公室的门上挂着"工作中"的标志时，他们从未打扰我。感谢我的朋友麦迪亚·C对我的坚定支持，也感谢奥黛丽·J，她对于新闻的洞察力强化了我的观点。

人生就像一盒巧克力，你永远不知道下一颗是什么味道。

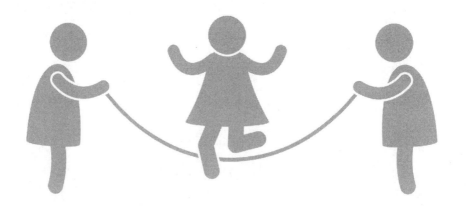

前　言

这符合发展适宜性吗？

你是否对幼儿园活动计划感到沮丧呢？是否厌倦了花大量时间在网络上寻找新的点子呢？

你可能是一位正在为生日或活动聚会寻找特别节目的家长，或许你是一位想和孙辈进行交流的祖父母。

或许你是一位想做出成绩的托幼机构管理者，你需要评估你所在的托幼机构为幼儿提供的活动吗？你所在的托幼机构是否为幼儿提供针对动作发展里程碑的运动？

如果你对上述任一问题的回答是肯定的，那么请继续往下读。

2010 年，我成为一个以游戏为基础、强调合作的幼儿园的体育老师，我的双胞胎女儿也在这个幼儿园。幼儿园需要家长志愿者协助教师教育 2—6 岁的幼儿。当时有一个职位空缺，而我正需要积累志愿者时长。

不过，让我们追溯一下。我同意接受这个职位是有原因的。有一次我做家长志愿者，我的 3 岁双胞胎女儿所在的班级走进了一间我们称为"彩虹教室"的大教室。这间教室的后墙上有一扇高高的彩色玻璃窗，当太阳从窗户照进来的时候，五颜六色的美丽光线就洒在地板上。我喜欢这个房间！

一个已毕业的孩子的家长以志愿者的身份担任体育老师，指导他们在这间教室里玩"追章鱼"的游戏。但我的女儿们不仅不明白这些复杂的游戏规则，也不想被章鱼"吃掉"，或被其他孩子当成目标——这对她们来说太可怕了。因此，整个游戏时间，她们一直在我的腿边徘徊。

在接下来的游戏中，孩子们被要求朝目标投掷豆袋。猜猜目标是什么，是那个距离地面大约 6 米高的彩色玻璃窗！对于只有 1 米左右高的孩子来说，这是一个几乎不可能完成的、令人沮丧的任务。

我想，如果让我来担任体育老师应该会更好。我不是在抨击这位把宝贵的时间奉献给孩子的了不起的家长志愿者，只是这些对幼儿的发展来说非常不适宜的活动让我很吃惊。

作为一名家长，我想培养孩子的自尊心，支持他们建立"我能做到"的效能感。我希望他们在活动或探索的时候能够感到安全，而不是觉得必须要竞争。因此，当体育老师的职位空缺时，我立即应聘，并担任了几个班的体育教学工作。最终，我不仅积累了所需要的志愿者时长，最终还获得了一份有薪水的工作，即便我的双胞胎女儿从这所幼儿园毕业，我仍在从事这份工作。

物理治疗师的视角

以我的经验，学前教育中对体育教育的要求并不明确，也很难找到有资质的学前体育老师。一些项目正在努力将适宜儿童发展的运动纳入学前教育中来，一些有名的组织通过发布体育教育的立场声明来支持这一努力。此外，已有研究证明，早期体育教育对幼儿的发展具有积极影响。

作为一名获得物理治疗专业博士学位的注册物理治疗师，我对人体肌肉、动作发展、身体评估以及在不同环境中对不同年龄阶段的幼儿设计治疗计划的学习和研究已超过21年。我有4个孩子，在养育孩子的过程中，我观察和参与了孩子们的无数个动作发展活动。所有这些都对这本书中动作发展活动计划的形成产生了影响。

物理治疗师是神经肌肉发育、运动和锻炼方面的专家。了解动作发展和身体系统有助于我们思考如何最大限度地挖掘幼儿运动的潜能。美国物理治疗协会（American Physical Therapy Association，APTA）的愿景声明把物理治疗行业描述为：通过优化运动、改善人类的经验，从而改变社会。APTA（2018）还表示，物理治疗师综合运用其对运动系统的独特知识以及在移动与运动方面的专业知识，可以为有目的的、精确的、有效的、贯穿生命周期的运动提供独特的视角。

作为一名物理治疗师，我主要面向成年人，很少给幼儿提供治疗。这让孩子们看到我不会感到紧张，而我唯一的目标是提供一个有趣的学习环境来促进和提高幼儿的动作发展。

这本书中的活动计划是基于我作为一个母亲和一位物理治疗师的经验而编写的。我通过已发表的研究来评估活动的科学性，并做出一些改善，更为重要的是，所有的活动都经过了幼儿的检验。

当我开始设计活动时，我会花费数小时在网上搜索，以寻找可靠的资源和想法。然而，我仍然很难寻找到一个涵盖我所需的一切的资源。

如今，你不用经历这些，这多亏弗吉尼亚州亚历山大市的一所幼儿园的前任园长。在我搬去华盛顿州之前，她让我给新来的体育老师留下一些活动计划。

在经过多次修订后，这些活动计划逐渐成为你手中的这本书。这本书实际上是我在亚历山大市设计和组织幼儿大肌肉动作发展活动的 5 年里写成的。

这些活动的撰写没有使用大量的学术术语，你可以马上运用这些想法，让它们成为你的灵感来源。这本书里的活动易于实施，所采用的材料也很容易获得。

运动活动的目标

•为视觉（看到的）、听觉（听到的）、触觉（触摸到的）和动作（行动）学习提供机会。

•通过有趣的活动为动作技能的发展奠定基础。

•提供灵活的体育课程结构，强调个体发展而不是竞争。

第一部分

运动的基础

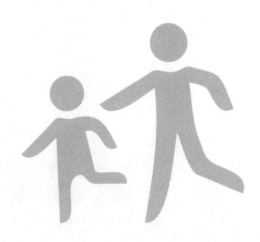

第一章　活动计划

这本书包含 35 个完整的活动计划，适用于 3—6 岁幼儿。每个活动平均时长为 30—40 分钟，适合规模为 3—16 名幼儿的班级。

每个活动的开展时间可以根据实际情况调整。这些活动对学前教育的专职体育教师来说是非常有价值的，对于想在幼儿园课程中增加自主运动的幼儿园教师来说也是很有价值的。

你的班级里是否有因感官输入匮乏而导致身体界限模糊、个人空间意识薄弱的幼儿呢？这些幼儿将从本书的课程中受益，因为它提供了成功使用"大身体"动作的经验。本书中的活动将帮助你通过身体运动来提升幼儿的注意力，丰富班级教育活动。

请把这些活动转换为你自己的。如果你不喜欢其中的某些歌曲或活动，就不要使用它们。你的学生会感受到你不喜欢它们，他们也就不会真正投入其中。

有时候，你不得不花费更多的时间在幼儿所喜欢的活动上，反而在他们需要学习的技能上花费的时间比较少。你会发现，我倾向于选择那些我喜欢做的，同时也能为幼儿提供各种经验的活动。

本书中的活动展现了我对幼儿运动发展课程的看法。我还记得，我为自己在课堂中融入了一个创意而沾沾自喜的事情。我在彩虹教室的一面长墙上贴了一些手掌形状的彩色过塑纸。然后，让幼儿排着队往前走, 一边走一边向上或向下轻敲或轻拍墙壁上的这些"手掌"。这个活动的动作发展目标是发展幼儿的上半身以及肩膀的力量, 为发展前书写技能所需的力量与耐力奠定基础。我所有的学生都很喜欢这个活动! 令我惊讶的是, 在一门我学习了一年多的课程中, 我的老师(他是一位职业儿科治疗师)也强调了这个任务对幼儿发展的积极作用。我的观点得到了证实。

寻找灵感

本书最初源于我的课程计划以及我在社区活动中所作的报告, 旨在提供一个便于在幼儿园或家庭中使用的幼儿动作发展活动计划, 以免大家和我一样花费大量时间来寻找灵感、浏览网站, 或者阅读有关"为什么"的复杂教材。这本书聚焦于"怎么做"。

起初, 我找不到任何一个网站或一本书能满足我所有关于幼儿动作发展活动计划的需求。经过为期一年左右的教学, 我发现了康妮·伯格斯坦·道(Connie Bergstein Dow)的专著《跳舞、旋转、跳跃与学习! 》(Dance, Turn, Hop, Learn!)。她的课程强调如何通过简单的方式将运动融入学习。该书提供了关于音乐和材料的有益建议, 包括"秘密地图""汽车"等主题。我的另一个重要资源来自一位杰出的学前教育专家, 雷·皮卡(Rae Pica), 她是学前儿童体育教育领域非常高产的一位作家。当你想深入了解学前儿童体育教育的时候, 她的著作是重要的参考资料, 因为里面包括具体且详细的课程活动。

皮卡认为, 科学研究已证明体育活动与个体的自尊、自信、独立和效能感之间存在正相关关系。研究还发现，体育活动与道德推理能力甚至与一个人的受欢迎程度相关。在我的实践中，我发现我的学生们玩得很开心，即使有些学生在开始时会有一些沉默。对于那些内向害羞的幼儿，可以让他们先从观察开始。我们通过触摸、观察、倾听甚至是闻一闻气味等多种方式来学习。实际上，我遇到过一些学生，他们最初并未真正投入到动作发展活动当中，然而到了学期末，他们却变成了课堂上最为活跃的那部分人。

我希望更多的幼儿能像本书中的幼儿一样，养成健康的生活方式，找到自己喜欢的体育活动。"动起来，道路便会敞开"，这句话适用于所有人，但儿童时期更容易养成运动的习惯。

对教师教育资历的要求

我简要介绍一下美国对幼儿园教师的教育经历的要求。总的来说，美国各州对幼儿园教师的要求并不统一，但公立学校中的幼儿教师必须达到：（1）完成受认可的教师职前培养项目；（2）通过州或国家的能力考试；（3）获得认证或资格证书。

全美幼教协会（NAEYC）针对早期教育从业人员的教育经历提出了六项核心标准，大家可从其官方网站查看这些要求。

目前，申请幼儿教师岗位的人要么获得认证，要么通过官方授权的高等院校的教育项目来获得资格证书。高等院校授予的学前教育专业的学士及硕士学位受到全美幼教协会、全美早期护理和教育项目认证委员会（National Accreditation Commission for Early Care and Education Programs）以及全美学前教育认证协会（National

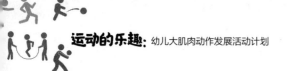

Early Childhood Program Accreditation)的正式认可。认证项目确保学位授予符合特定标准。全美幼教协会认可两年制的专科项目，因为这些专科项目为促进教师队伍的多元化提供了机会。

对幼儿体育或运动教师有什么要求呢？虽然美国国家和州政府发布了针对 K—12 年级学生的体育教育标准，但我没有发现针对学前儿童开展体育教育的要求。

尽管缺乏对幼儿体育教师的资质要求，但不要低估一个训练有素的教师所能发挥的价值。我完全同意全美早期教育研究所（NIEER）的观点，"教师的素质越高，学生的机会就越多"。NIEER 的《2016年学前教育状况》（*State of Preschool 2016*）报告指出：在美国州政府资助的 59 个学前教育项目中，有 35 个项目要求教师获得"教师学位"，有 19 个项目要求助理教师获得学位。从 2013 年到 2016 年，要求幼儿教师受过学前教育专业培训的项目数量从 45 个增加至 51个。尽管这些进步是有益的，但 NIEER 指出，由于质量标准的波动，有些州的儿童还是被落在了后面。

开端计划（Head Start）是美国政府资助、美国卫生与公众服务部（US Department of Health and Human Services）的一个项目。它为来自低收入家庭的儿童及其家庭提供学前教育、健康、营养和家长参与等综合性服务。

为何要增加运动?

以发展为中心的运动能帮助幼儿养成良好的习惯、探索身体、学习自我控制、提高自尊、增强独立性以及建立自信心。研究表明，从出生到 5 岁是个体发展的关键期，环境可能会影响幼儿的发展。

　　如果你是一名幼儿园管理者或教师，这些都可作为你的证据来证明增设一个幼儿园体育教师岗位的合理性。为幼儿提供最佳的成长和发展机会正是家长及其他照料者所期待的。

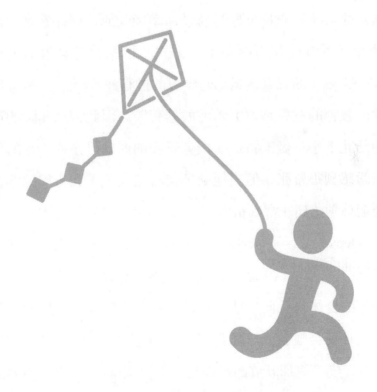

第二章　为什么幼儿需要运动

我体育课上的活动主要面向 3—5 岁的幼儿。一般来说，两岁及以下的幼儿最好在有父母或照料者的班级里活动。这些幼儿喜欢一对一的帮助，在师幼比不超过 1：10 的班级是比较适宜的。两岁大的幼儿倾向于玩平行游戏，他们还在学习如何进行小组游戏。

幼儿的学习和成长主要是通过运动经验或动作探索来实现的，这是幼儿了解自己和周围环境的方式。根据教育家迈达·里格斯（Maida Riggs）的观点，运动是学习的过程和产物。

学前教育的意思是"上学前的教育"。因此，幼儿园的运动课程能为幼儿上小学做准备。一位旁听我的课的母亲说，她的儿子起初对上学感到很紧张，但当他满怀信心地完成了我每周的课程后，开始为上小学感到非常兴奋。

为运动而生

我们的身体自然而然地想运动，我们是为运动而生的。我们所处的社会环境会限制或增强我们的运动能力。在幼儿期建立积极的运动态度，能为更加开放的身体运动奠定基础。

在我敲开住院病人的门，介绍我是物理治疗师之后，我听到无数的抱怨："哦，不，走开！"如果我在同一句话中使用"锻炼"

这个词，他们通常会苦着脸，想方设法地摆脱我。

我最不希望看到的是幼儿一听到"锻炼"这个词就畏缩。我希望幼儿在长大的过程中能够喜欢运动和健康类的活动，我不希望他们在体育课组队时成为最后一个被选中的人，也不希望他们怀疑自己的能力。一些人可能会想："真是盲目乐观！生活中充满了失望。"是的，我相信所有人都经历过失望。竞争是不可避免的，但为什么非要在人生关键的前五年里鼓励竞争呢？

幼儿早期学习各种动作时获得的安全、愉悦的体验将会惠及其他领域的发展，如语言习得和社会性—情绪情感发展领域。同时，在动作学习的过程中所获得的不害怕失败和犯错的品质有助于发展幼儿的自信心，并不断加强其整合及管理身体动作的意识和能力。

与技术竞争

技术是保持健康的运动态度的一大障碍。技术会一直存在，而且会让人依赖于它。一位接受美国广播公司（ABC）节目采访的软件设计师指出，电子游戏是为了刺激大脑中的多巴胺反应而设计的，这些反应往往会使人对电子游戏上瘾。此外，长时间玩电子游戏会使身体在很大程度上受到影响，通常是上脊椎前倾、肩膀前倾，以及因凝视设备而长时间低头导致的脊椎问题。更别说我们在使用手机或游戏设备时会久坐不起对身体造成的不良影响了。这不仅是在年长的儿童身上存在的现象，年幼的儿童也会受到影响。

我们想为幼儿消除环境中所有的负面影响，但这是不可能的。我们所能做的是帮助他们建立动作发展的自尊与韧性，培养他们对运动的积极认知。

先天与后天

致力于研究运动学的科学家们围绕基因（先天）是否比经历（后天）更重要这一话题展开了争论。物理治疗师认为，我们的基因和经历都很重要，他们依据的是埃斯特·赛伦（Esther Thelen）的动态系统理论。赛伦指出，身体各子系统同等重要，当它们相互作用时便形成了一种动作能力。物理治疗师所做的就是针对不同的子系统采取行动，以达到功能性的结果或目标。教师在课堂上要做的是：创设丰富的环境让幼儿来体验，积累经验，从而促进幼儿动作技能的发展。

习惯的养成

我发现有关成人自我发展习惯的研究和书籍在不断增多。《纽约时报》（*New York Times*）畅销书排行榜中《习惯的力量：我们为什么这样生活，那样工作》（*The Power of Habit: Why We Do What We Do in Life and Business*）一书谈及关于习惯循环的科学，以及我们可以做些什么来改掉坏习惯。S. J. 斯科特（S. J. Scott）的《习惯堆积：127 个小改变提升你的健康、财富和幸福感》（*Habit Stacking: 127 Small Changes to Improve Your Health, Wealth and Happiness*）鼓励我们做一些微小的改变，将这些改变积累起来，成为一种习惯，并通过某种触发点来提醒自己。在自我发展领域，目前流行的观点是养成良好的习惯比依靠意志力更为有效。这并不是强迫你去做自己不想做的事情，而是鼓励大家建立起健康的生活习惯。

虽然这些书都是写给成人的，但我们应当在儿童的生命早期将健康的运动习惯渗透到其生活方式中，这样做的好处是鼓励他们将运动变成第二天性，而不是一件苦差事。习惯可以在家人间互相影响，并得以传递。有些家长和其他照料者不喜欢躺在地板上开展游戏，有些可能因为身体的不适，不能在地板上躺着移动，甚至不能趴在地板上。这些家庭中的婴儿因此可能会更多地待在安全座椅上。毫无疑问，这样的环境会让他们髋部屈肌更紧，更少有机会伸展躯干，躯干的力量因此而得不到发展。但如果我们能改变这种状况，为儿童提供一些机会，让他们体验有益身体发展的动作，这不是很好吗？既然我们生活在一个动态的环境系统中，为什么不给生活增加一些变化呢？

户外活动不是体育教育

有些托幼机构可能会指出他们的孩子并不需要专门的动作发展活动，因为户外活动时间幼儿可以到操场玩耍，但我的想法是，户外活动并不等同于体育教育。户外活动时，幼儿可以借助户外运动器材跑步、跳跃、攀爬，可以在不平整的沙地、草地以及其他类型的地面上行走，以锻炼自己的平衡能力；可以通过荡秋千来刺激神经系统；天气不好的情况下可以在室内跑来跑去。然而，并不是所有的幼儿都喜欢冒险。有些幼儿一直在沙箱里玩耍，有些幼儿则一直在排队等着玩滑梯。幼儿对游戏活动以及玩伴的自由选择，也会影响其选择参与什么活动。我认为，有组织的体育课能够更好地促

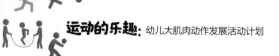
进幼儿的社会性、认知和身体发展。

在教师或家长的指导与支持下，幼儿能掌握特定的动作技能，从而提高自尊心、独立性和自信心。作为成人，我们常常理所当然地认为幼儿可以完成某些任务。我记得我曾对儿子感到很失望，当我们要出门的时候，他无论如何都系不好鞋带，因此我们迟到了。但后来我意识到，我之所以很容易就教会了他姐姐这个技能，是因为我可以给她一对一的关注，我有更多的时间来教她。但我的儿子与3个姐妹同时出门，这个时候我总是充满压力地催促他们要及时赶到学校。我意识到，我从来没有真正教过他如何系鞋带，也没有给他足够的时间来练习和完成这项任务。即使在那些期望给孩子良好教育的家庭里，这样的情况仍时常会发生，就像在我家一样。

探索五步法

在这部分内容中，我借鉴了里格斯的"引导发现"（guided discovery）这一概念。他将学习过程分解为五个步骤：探索、发现、选择、重复和模仿。我通过以下方式将这些步骤应用到我的课堂中。

1. 探索：幼儿利用纱巾、气球或其他物品自由游戏。

2. 发现：教师用体育记者般的语言来描述幼儿正在做什么，如"我看见菲利普把围巾绕成一圈""我看到一些孩子在头的上方拍气球"。

3. 选择：让幼儿尝试用不同的方式操作某个物体或展示某种技能，"你能保持平衡，不让头顶上的纸盘子掉下来吗？""你可以不用手臂和脚就能让气球移动起来吗？""试一试,看看会发生什么。"

4.重复：在同一活动中叠加技能。例如，在垫子上趴着做热身活动，然后在垫子上滚动，再在障碍物下爬行。每周重复，将之前学到的技能纳入后续的动作课程中。

5.模仿："观察并跟我一起做"这类游戏能有效支持"引导发现"。例如，在音乐运动游戏中，教师做一个动作、唱一句歌词，幼儿重复该动作和歌词。

在这个过程中，最常见的错误就是过度指导。过度指导会极大降低幼儿在技能习得方面的自信。出错、探索和自我纠正是学习的基础。并不是每项活动都需要口头或手把手的指导才能使其以"正确的方式"进行。给幼儿一些自我探索的空间，可以通过使用"引导发现"的五个步骤来确保教师指导与幼儿自主探索之间的平衡。

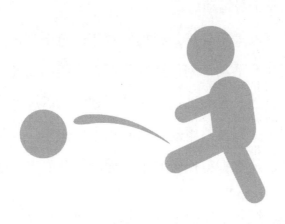

第三章　动作发展里程碑

在谈到幼儿的成长时，我们应参考动作发展里程碑，即在幼儿动作发展系统中特定年龄应达成的目标或成就。当重新审视以下动作发展里程碑时请谨记雷·皮卡所说的，"动作发展与幼儿的年龄有关，但并不依赖于年龄"。这些里程碑只是指导方向，可作为一般目标，而不能单独用它来评估幼儿的发展。

动作技能分为两大类型：精细动作技能和粗大动作技能。我将用大动作来指代粗大动作技能。精细动作技能使用小肌肉群，如用手指和手掌来进行精确的、操控性的动作；粗大动作技能则涉及更大的肌肉群以及全身运动。

下面的动作发展里程碑是根据发育年龄范围列出的。可参考这个列表来确定哪个活动计划最适合你所在班级的幼儿，以及可以适当地引入哪些挑战。在尝试这些活动计划时，需思考你观察到的每名幼儿的发展水平以及整组幼儿的平均发展水平。如果你对幼儿动作发展里程碑已经掌握得比较好了，你就准备好了为幼儿创设能够增加成功机会的环境。

请注意，这些运动技能并不能代表每一个动作发展任务，它们仅代表我们需要关注什么。

2—3 岁幼儿

大动作发展里程碑：

- 向前跑

- 双脚并齐原地跳

- 在帮助下能单脚站立

- 用脚尖走路

- 把球向前踢

精细动作发展里程碑：

- 使用剪刀

- 将 4 个大珠子穿起来

- 握住蜡笔

3—4 岁幼儿

大动作发展里程碑：

- 绕障碍跑

- 走直线

- 单脚站立 5—10 秒

- 单脚跳

- 推、拉和操控玩具

- 骑三轮车

- 独立玩滑梯

精细动作发展里程碑：

• 用 9 块小积木搭建一座塔

• 钉钉子或挂钩

• 模仿描画或摆出圆形

• 玩黏土材料

4—5 岁幼儿

大动作发展里程碑：

• 用脚趾—脚跟的方式倒退走

• 向前连续跳 10 次

• 独立地双脚交替上下楼梯

• 跳起并接球

• 大部分情况下能接住抛过来的球

• 双脚交替跳跃

精细动作发展里程碑：

• 倒水

• 沿着线连续剪

• 模仿描画或摆出十字形和正方形

• 写一些大写字母

5—6 岁幼儿

大动作发展里程碑：

• 用脚尖轻轻地跑

- 在平衡木上行走

- 单脚跳跃

- 双脚交替跳跃

- 跳绳

- 滑冰

精细动作发展里程碑：

- 剪出简单的形状

- 模仿描画或摆出三角形，描出菱形的轮廓

- 模仿书写自己的名字

- 写出阿拉伯数字 1—5

- 握笔

- 确立优势手

- 用胶粘贴

或许你会发现有些幼儿的发展提前或落后于其所处年龄的动作发展里程碑。当这种情况发生时，我通常会向担忧孩子发育状况的父母推荐阅读《同步成长的孩子》（*Growing an In-Sync Child*）。这本书很好地总结了幼儿的动作发展和成长规律。我也将该书中的四个基本理念应用到了我的教学中。

1. 大多数幼儿的发育顺序相同，但速度不同。

2. 童年是一段旅程，而不是一场比赛。

3. 慢通常比快好。

4. 享受乐趣对学习很有帮助。

第四章　动作发展课程的结构

游戏是自由且富有创造性的。你可以在动作发展活动中纳入游戏元素，但课程结构是复杂而动态的动作发展过程的重要支撑。

活动开始

演唱歌曲是开启动作发展活动和记住幼儿名字的一种很好的策略，也是一群孩子在聚会中认识彼此的有趣方式。开场曲有助于设定好活动节奏，鼓励幼儿参与。下面的一些开场歌曲能让幼儿自然地围成一圈进行自我介绍，然后进入后续活动流程。

- 《早上好》（*Good Morning*）："早上好，（凯莎），早上好，（凯莎），早上好，（凯莎）。欢迎你来到运动课堂！"接着说出下一名幼儿的名字。这首歌很适合年龄较小、不擅长参与活动的幼儿。
- 《你好》（*Hello*）：一边唱歌一边拍手和膝盖。

你好，（康纳），你好（拍手，拍手）……

（拍膝盖，拍膝盖）（拍手，拍手）

（拍膝盖，拍膝盖）（拍手，拍手）

你好，（苏西），你好（拍手，拍手）；你好，（阿米尔），你好（拍手，拍手）；你好，（伊莎贝拉），你好（拍手，拍手）……

说出所有幼儿和配班老师的名字，然后以"让我们开始行动"或"让我们动起来"或任何一句话来结束这个环节。

• 《大拇指在哪里？》（*Where Is Thumbkin?*）：你可以边唱边做手势，也可以不做。教师：（姓名）在哪里？（姓名）在哪里？

选项 1：幼儿站起来唱：我在这里，我在这里。

选项 2：幼儿安静地指向自己，与此同时，其他幼儿齐声唱：（姓名）在那里，（姓名）在那里。

• 《欢迎列车》（*Welcome Train*）：用《我们要去打猎》（*A Hunting We Will Go*）的曲调来唱这首歌。

我很高兴来到了学校，我很高兴来到了学校，

和所有其他的男孩和女孩在一起，我很高兴来到了学校。

（姓名）会在那里，（姓名）会在那里，

和所有其他的男孩和女孩在一起，（姓名）会在那里。

热身运动

每个故事都有开头、中间和结尾，动作发展活动也应该如此。常规活动安排有助于幼儿养成良好的行为习惯。我喜欢以相似的开场方式来开启活动，并在每个活动结束时使用同样的方式收尾，以帮助幼儿从动作发展活动顺利过渡到下一个活动。

以一首歌开始。"早上好，早上好，到处都是灿烂的笑脸"类似这样的歌朗朗上口，能让全体幼儿知道活动要开始了，而不必说"眼睛看着我""大家安静"或其他类似的话。

现在，如果可以开始活动了，先向幼儿展示你要使用的材料或要讨论的主题。这个环节成功的关键是选择一个你喜欢的主题，否则就不好玩了（调皮地眨眨眼）。

以往，体育课总是从拉伸开始。然而，目前美国矫形外科医师学会（American Academy of Orthopaedic Surgeons）建议以有氧运动来热身，如开合跳、步行或大肢体运动。在课程结束后再做伸展运动，以免受伤。

可以在热身活动中融入有趣的、简短的歌曲和游戏。例如，大多数幼儿都非常喜欢《猎熊记》（*Goin'on a Bear Hunt*）这首运动歌曲，活动中我会请配班老师将图片举起来，以提示幼儿他们接下来要做什么动作。然后，我们边唱边表演。但我意识到这首歌中"逃离熊"的部分不太适宜，这也是我现在为什么会在该活动后加入一段简短的谈话：如果我们看到一只熊，我们应该做些什么——慢慢后退，制造噪音，并待在一个成人旁边。

热身环节可由几个两分钟左右的小活动组成，进行适宜幼儿的循环训练，以增强幼儿的有氧调节能力（参考"附录二　热身活动样例"）。记住你关注的身体部位，选择那些涉及你将要使用的动作或肌肉群的热身活动。

我要再次强调的是：选择热身活动时要考虑适宜性。如果你要上投掷课，可以做一些重点关注手臂向上、向外和向后伸展的热身活动。扭转躯干也与投掷动作有关。

我发现我的孩子在家长志愿者的指导下参加休闲体育运动时，教练很少鼓励孩子在运动前进行持续的、适宜的热身活动，而这类热身恰恰能保护我们的身体免受伤害。

学习规则：停止与行动的标志

若要组织一次成功的活动，幼儿需要学习如何停止与开始。很多时候，教师不得不暂停一项活动转而开展另一项活动，或者因为幼儿太兴奋／无聊而停止活动。

这是我的标志性开场活动，当然它也是随时可以根据需要而变化的。事实上，我决定从第一节课开始就使用这项开场活动，并在本学年的不同时段多次使用它以进行强化。

这个活动无须花钱。我用硬纸板剪出一个红色的六边形作为"停止"的标志，一个绿色的圆圈作为"通行"的标志，以及一个黄色的倒三角形作为"减速"的标志。

问一问幼儿，当他们与家人坐车时是否注意过交通标志。你可以一边问"你看到这个会怎么做"一边把"停止"的标志从箱子里或你的背后拿出来。当然，幼儿会说"停下来"，因为他们非常聪明。然后拿出绿色的"通行"标志，问幼儿"这是什么"，并提问："当你看到这个标志时，你会怎么做？"

告诉幼儿你要展示最后一个标志。给他们展示黄色的标志，看看他们是否能明白它的意思。

后退几步，和幼儿拉开一定的距离，告诉他们，当看到"通行"的标志时，应该快速移动。可以向幼儿示范具体怎么做。然后，给他们展示"停止"的标志，问他们看到这个标志后应该怎么做：停下来。最后，当黄色的"减速"标志出现时，用非常慢的速度移动并告诉幼儿，此时应该"像乌龟一样"或"像蜗牛一样"慢慢移动。

活动后，让幼儿沿着一条粘贴在地面上的胶带排成一列。这种粘贴线能帮助幼儿了解他们应该回到哪里，而不必花费时间让他们排好队。

总之，呈现一个标志并解释它所指定的行为。当幼儿掌握了该技能时，可从慢慢地交替标志过渡到快速地交替标志。需要注意的是，在呈现这些标志时不要说"停止""通行"或"减速"，因为有些幼儿会依赖于听觉指令进行活动。

活动的主体

这些活动聚焦于一个主题或某个动作技能。活动可以被设计成"定时站（timed stations）"的形式在各个班级或不同的小组间轮流进行。"定时站"能为幼儿提供机会去尝试特定的动作技能，这些活动可以与某个主题或某个动作发展里程碑有关。

以投掷动作为例。2—3岁幼儿可能会朝着一个方向投掷，4—5岁幼儿多数时候可能会朝地上击球并能够接住反弹回来的球。如果在3岁幼儿的班里开展击地并接住反弹的球的活动，不仅会让多数幼儿感到挫败，而且当所有幼儿对这项任务失去兴趣时，你也会感到沮丧。这并不意味着你不能让幼儿练习接球，而是你需要评估幼儿的动作发展水平，并呈现一个从简单到有一定难度的连续动作发展的练习。这将帮助到那些尚未达到发展里程碑的幼儿，同时为已准备好学习下一项技能的幼儿提出挑战。例如，让幼儿用球击地前，可以让他们把豆袋扔向一个大目标（豆袋不会滚动，可以避免造成混乱）。大目标更容易让幼儿体验到成功，为更具挑战性的投掷技能奠定基础。

人们兴趣转移的速度如此之快，以至于广告商需要每隔几秒钟就改变屏幕的焦点来吸引我们的注意力。（你还在阅读这本书吗？）同样，最好让幼儿在每个任务上花费 7—12 分钟的时间，这将有助于他们保持兴趣。在这个信息超载的时代，我们的注意力保持时间正逐步缩减。

有趣的过渡环节策略：可以通过吹响口哨让幼儿知道是时候停止某项活动了。

结构化与灵活性的活动

我们总是有计划地开展活动，并在活动过程中根据需要来调整计划。所以，教师有必要准备一个备选活动，在改变计划时使用。可以是一首简单的运动歌曲，也可以是使用"停止""通行""减速"标志的游戏。

下面我将结合案例进行详细介绍，以帮助大家理解调整计划的原因。第一个例子是"活动站"：将幼儿分成 2—3 个小组，练习一套动作技能。我发现，小组活动的教学效果往往更好。

投掷站

站点 1：把豆袋扔进篮子里

为了让幼儿获得视觉上的提示，请呈现一张简单的图片，图片上的人正在进行下手投掷。向幼儿示范投掷的方法。如果幼儿愿意

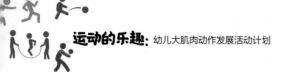

接受，或者他们主动请求帮助，你就要给他们提供手把手的指导。如果幼儿在活动中表现出不感兴趣或有压力的迹象，你也可以介入。在幼儿自己完成任务之前，我通常不会立即通过行为或语言暗示来尝试干预。

下雨的时候可以在家里玩这个游戏，使用家里的材料可以让这个游戏更有意思。例如，让孩子把袜子卷起来，从远处把它们投进洗衣篮里。（这可能会使他们对做家务感兴趣）

站点 2：投掷练习

用运动员上手投球的图片作为视觉提示。不要跳过动作示范的环节，因为有的幼儿可能已经掌握了这项动作技能，跃跃欲试，但有的幼儿可能需要借助你对动作的分解示范来学习。特别是对于低年龄段的幼儿来说，重点在于他们能用觉得舒服的任何一只手或任何一种方式（下手或上手）来进行投掷，而不是使用某一个固定的投掷技巧。在探索与发现阶段，我很少纠正幼儿的投掷动作。

在示范中加入一些简单的语言提示："手贴耳，迈步，扔。"当幼儿练习投掷时，你可以反复说出这些提示。人是以多种感官学习的：听觉（耳朵）、触觉（手指）、视觉（眼睛）、嗅觉（鼻子）。所以，请把所有这些感官体验都提供给你班级里的幼儿。

站点 3：击倒玩具熊

这是最有趣的一个站点。把桌子或台面设置在与幼儿胸部的平均高度齐平或稍低的位置。把玩具熊或其他动物玩偶在桌子上摆成一排。将胶带粘贴在地上做好标记，这样幼儿就知道该站在哪里。在活动开始前很有必要设置好标记线，这有助于减少甚至消除你在活动中说"不，不要站在那儿"的次数。你要做的就是，指向胶带来提醒幼儿站在哪里是安全的。最重要的是，这条线能促进幼儿在活动中自主定位。（胶带是教室里必不可少的材料）

如果你没有足够多的玩具熊或其他动物玩偶，也可以使用空塑料瓶。在瓶子里装一半珠子或豆子，盖好瓶盖或用胶带封住瓶口。当瓶子被击倒时，会发出巨大的响声，这会让幼儿很有满足感。塑料保龄球瓶也是击倒的好目标。总之，利用你能找到的任何材料。

一节音乐课

让我们来看看，如何用一个聚焦音乐的动作发展活动来教授韵律和节奏。

你不是音乐专业的老师也能完成这个活动，只要你有播放器就可以。当然，如果你想更具专业性，可以邀请一位才华横溢的专业音乐教师加入进来，或者将其融入幼儿的体验中。

这个以音乐为基础的活动计划主要包括3个相互衔接的小活动。如果幼儿玩得很开心、不想停下来，你可以延长活动的时长。这完全取决于你的时间安排和幼儿的兴趣。

纸盘游戏

这是一个让幼儿学习身体各部位名称的游戏。发给每名幼儿一个纸盘，请他们用纸盘"拍拍你的头，拍拍你的胳膊，拍拍你的脚趾，拍拍你的鼻子"。可以引导幼儿拍身体的任何部位。

我喜欢有节奏地说出身体各部位的名称，并加入一些类似"拍拍你的小屁股"这种俏皮话，然后咯咯地笑起来。一旦幼儿掌握了游戏玩法，可以变换快慢来玩。甚至可以在幼儿坐着玩这个游戏时，以"现在把盘子顶在头上""试着站起来"结束活动。你可以接着说："看看会发生什么！"当盘子从你的头上掉到地上时，假装打一个夸张的喷嚏，这时全班幼儿都会哄堂大笑，或者模仿你夸张的喷嚏。

小棒

你可能听说过这样的任务：幼儿一手拿着一根小棒，模仿老师的节奏敲打小棒。

我很害怕在同一句话里提到"打"和"棍棒"，以免将来会有一篇报道说某名幼儿把同伴打晕了。所以，请让幼儿围成一个圆圈坐下来。

然后，你先站起来，说："请大家先看我。"你可以一边缓慢地绕着圆圈走，一边用慢拍的方式敲打玩具手鼓来展示慢节奏。幼儿会聚精会神地看着你。这时你停下来，问："鼓声停了我们该怎么办？"幼儿回答："停下来。"接下来，你快速击鼓，绕圈快走。你可以把鼓打得更快，绕着圈跑，同时说："节拍越快，走得越快，当鼓停止时，就停下来。"

在开始这项活动之前，要确保所有的幼儿都在认真倾听或注视着你。享受这个活动的乐趣吧。

自由舞动

告诉幼儿自由游戏时间到了。这是探索自我运动的时间。给每名幼儿分发一条纱巾，告诉幼儿，当音乐响起时他们可以和纱巾一起在规定区域内尽情地舞蹈。向幼儿提问，当音乐停止时他们应该做什么，一定会有人喊出"冻结"或"停止"。播放音乐，开始自由游戏。

这种走走停停的任务也会发展幼儿自我控制的能力，将其内在对任务的注意力转移回老师和小组成员身上。这对帮助幼儿适应新集体、建立安全感、习惯学校环境是非常必要的。

教师在幼儿自由舞动时要注意观察，在适当的时候提供一对一的支持。这也是大声描述出你看到幼儿做的动作的好时机。例如："我看到乔用纱巾转圈。"这会让其他幼儿对尝试这个动作产生兴趣。

这个做法也会强化幼儿活动的自信心，一些幼儿很快就会想出新方法来使用他们的纱巾。如果幼儿缺乏创造力，你可以说："大家看这个，你能拿着纱巾爬行吗？""你能把纱巾放在另一只手里吗？"或者"你可以用纱巾跳绳吗？"你的玩法也能激发幼儿的想象力。

结束活动

有好的开始，也应该有好的结束。当你玩得开心的时候，你很难停下正在进行的事情。尤其是对幼儿来说，他们会对过渡到下一个活动感到很不开心。在实施动作发展活动的早期，用一个固定的小活动来结束很重要。比如，让幼儿围拢成一个圆圈，总结刚刚在活动中做了些什么，然后唱一首告别歌。

再见朋友，再见朋友，
我们很快就会再相见。

希望你有快乐的一天，快乐的一天，

希望你有快乐的一天，

我们很快就会再相见。

如果你不喜欢唱歌，也可以让幼儿做伸展运动来结束活动，例如："向上伸展（提高你的音调），向下伸展（降低你的音调），向两边伸展，伸展到你的脚趾，伸展到你的鼻子。"

也许你想教幼儿"脑力健身房"（Brain Gym）的动作，比如"连接"（Hook-Up），即用手臂和腿做一个交叉的图案。低年龄的幼儿可以从学习前几个动作开始，你可以在每次的活动中添加一个步骤，直到他们掌握完整的动作。大一些的幼儿可能能够一次完成。尽量不要低估你的学生。关注努力，而不是完美。

选择一项结束活动并坚持一段时间。一旦达到预期，将其与新的主题相关联，或在你的告别歌曲中添加手势动作。开始时重复活动有助于创建课程的结构，随后添加元素能鼓励幼儿持续不断地创造和学习。

第二部分
让我们动起来!

本书的其余章节介绍了一系列活动计划,分为多个主题,以方便查阅。以下是从幼儿园运动课的角度构建的35个完整的活动计划。这些活动可以很容易地融入幼儿园课程中,也可以用于幼儿的生日聚会。

你需要做的就是翻到相应的页面、收集材料、准备和调整环境,然后,开心地玩起来!

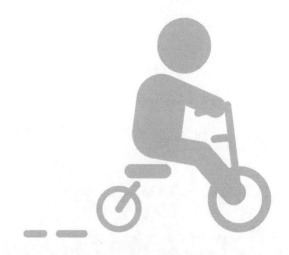

第五章　运动课开始了

　　你的运动课开始了。现在是时候建立你对课程的期望了。幼儿需要知道在你的课堂上他们可以安全活动的范围，以及他们在活动中将会有什么样的体验。是时候了解你的学生，也让他们了解你了。

活动❶　我们的第一节运动课

这节课从身体意识开始。这是一种感知你的身体在环境中所处位置的能力。这是顺利进行后续课程以及完成挑战性动作任务的基础。从热身活动开始，充足的热身能让幼儿在活动中更加投入。下面的两个活动能帮助幼儿熟悉方向并获得乐趣。

如果有新学生加入班级，最好复习并重复本课的全部或部分内容。

活动准备

- 可以坐的地方
- 一个呼啦圈
- "停止""通行"和"减速"的标志

活动开始

首先，让幼儿围坐成一圈。为了让幼儿知道他们可以坐在哪里，我喜欢事先摆好垫子，让他们坐在上面。所有幼儿坐下来后，便可以挥动着双手唱歌了："早上好，早上好，到处都是灿烂的笑脸。"记住幼儿的名字："你好，（名字），你好。"对每名幼儿重复这句话。最后说："让我们开始吧！"

把一个呼啦圈放在地上，你坐（或站）在里面。和幼儿就此谈

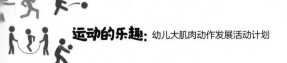
谈你的个人空间，以及人们的私人空间感是如何产生的。然后在所有人的注视下，用呼啦圈套住某名幼儿或其他老师。当你这样做的时候，所有的眼睛都会盯着你。然后你走过去，坐在圈里，不要与圈里面的人有身体接触。但因为两个人的距离有点太近了，圆圈里的另一个人看起来一定会很不舒服，幼儿会咯咯地笑。当幼儿开始理解自己的空间和周围其他人的"私人空间"的概念时，他们的空间意识就萌发了。

热身活动

• 一边说"打开""合上"，一边打开手掌、握紧手掌。

• 一边说"勾脚尖，绷脚背"，一边做相应的动作。

• 一边说"在高处摇摇手，在低处摇摇手，向一侧摇摇手，在身后摇摇手……到处都来摇一摇"，一边做相应的手臂和手部动作。

• 瓢虫，瓢虫，摸摸你的脚趾。坐在地上，双腿向前伸直，手指呈钳形，从大腿开始往下捏，捏到脚趾结束。此时手指可以像瓢虫一样从腿上跳下来。然后模仿另一种动物，如蝴蝶。一边说"蝴蝶，蝴蝶，蝴蝶"，一边将手指从大腿开始滑下来，最后说"摸摸脚趾"。我喜欢让孩子们说出一种动物的名称，然后我们想出一个动作，一边说这种动物的名称一边做动作。孩子们会玩得很开心，他们腿的后侧也得到了轻柔的伸展。

• 双腿打开、并拢。坐在地上，双腿伸直、并拢，平放在地上。和幼儿说"看着我，像我这样做"的同时，将双腿打开成 V 形，然后合上。重复这个动作。改变做这个动作的速度会让这个活动变得更有趣。试着把速度提高到幼儿很难跟上的程度。这通常会让孩子们哈哈大笑。

·制作三明治。坐在地上，双腿成 V 形。（这与前面的活动能够很好地衔接）告诉孩子们你饿了，你要做一个三明治。提出引导性的问题，比如："我们需要什么呢？"假装从身后拿出配料和工具，让幼儿模仿你。利用你两腿之间的"桌子"来制作三明治。最好让你的动作看起来有点滑稽。当你切三明治的时候，用双腿做一个大的切割动作，这样幼儿能通过模仿你的动作，进行腿部伸展。你甚至可以说，"压扁它，压扁它，压扁它"，最后以"我们吃吧"结束。大家津津有味地大口吃三明治。

·变大，变大，跳跃。这个活动无须指令，你只要去做，幼儿就会很自然地跟着你做。先蹲下，当你慢慢地从深蹲到站起来的时候，说："我们变得越来越大了，跳！"最后做一个大的跳跃动作。重复做几次。（下蹲有益于锻炼臀部肌肉和膝关节，请你自己先练习这个动作，但如果你的身体承受不了，则不要强迫自己这么做）

活动 · 在你的位置上

使用垫子来标记位置，让幼儿在地上围坐成一圈。

让幼儿站在他们的垫子上，然后坐下来，变换指令活动。可以将本书所列的动作发展里程碑的内容作为指导。

·站在你的垫子上。
·走到你的垫子旁。

- 站在你的垫子后。

- 在你的垫子上踮起脚来。

- 在你的垫子上单腿站立。

- 在你的垫子周围走一走。

- 站在你的垫子前面。

- 跳到你的垫子上。

- 坐在你的垫子上。

活动 • 红灯停，绿灯行，黄灯闪闪慢慢行

请幼儿沿着地上的胶带站成一排。这个活动在较大的空间中开展效果更好，但也可根据实际情况调整。你需要 3 个自制的或在商店中购买的标志：一个红色的"停止"标志，一个绿色的"通行"标志以及一个黄色的"减速"标志。站在幼儿前面，一个接一个地向他们展示这些标志，解释每个标志的含义，并告诉他们当看到那个标志时应该做什么。

"当你看到红色'停止'标志时，请停下来；当你看到黄色'减速'标志时，像乌龟一样慢慢移动；当你看到绿色'通行'标志时，穿过房间朝我走或跑过来。"

当幼儿朝你走来时，一定要把标志牌都拿在手里，

挑战

一旦你试着将动作指令作为一个视觉线索展示出来，就不要说出它的名字。提醒幼儿全神贯注地看标志做动作。你可以通过快速翻转标志牌，让活动更具挑战性。

这样你就可以随时更换标志牌了。怎样更好玩呢？可以在游戏中戴上交警的帽子和白手套，假装你是一名交警，这样孩子们会玩得更开心。

活动结束

让幼儿集中起来，可以是站在上个活动的起跑线上，也可以在垫子上围坐一圈。唱一首告别歌。

再见朋友，再见朋友，
我们很快就会再相见。
希望你有快乐的一天，快乐的一天，
希望你有快乐的一天，
我们很快就会再相见。

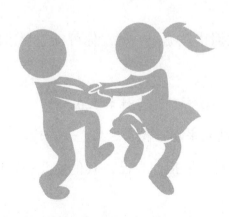

活动 ② 我们的身体，我们的空间

在本课中，我们将进一步巩固和拓展有关身体意识的概念。

活动准备

• 霍伯曼球（Hoberman sphere）①

• 纸盘

• 围巾

• 5—6 个大呼啦圈

• 音乐［鲍勃·马利（Bob Marley）的雷鬼音乐（reggae song）②
与下面的活动"欢乐岛"很匹配］

准备活动

演唱歌曲《大拇指在哪里？》，你可以边唱边做手势，也可以
不做手势。

教师：（姓名）在哪里？（姓名）在哪里？

玩法 1：幼儿站起来唱：我在这里，我在这里。

玩法 2：幼儿安静地指向自己，其他幼儿齐声唱：（姓名）在

---

① 霍伯曼球（Hoberman sphere），是一种可以灵活改变形状和大小的塑料玩具，以设计师查克·霍
伯曼的名字命名。——编者注
② 雷鬼音乐（reggae song），是指一种源自牙买加，混合了新奥尔良节奏与布鲁斯音乐的音乐风格，
它热情、轻快，被称为"夏天的音乐"。——编者注

那里，（姓名）在那里。

热身活动

我第一次接触霍伯曼球是在科菲·丹尼斯（Kofi Dennis）的一次演讲中，他是弗吉尼亚州维也纳的沃尔夫特拉普艺术学院的一位艺术教育老师。霍伯曼球是一个可以膨胀和收缩的球，准确地说是一个球形多面体，是用来展示空间膨胀和收缩的非常好的工具。

"我们将了解我们的身体和我们周围的空间。"向幼儿展示打开和闭合球的方法。慢慢打开球，并拉长声音说："伸展。"再慢慢闭合它，拉长声音说："收缩。"

如果你有一个足够大的霍伯曼球，可以让一名幼儿钻进去。我见过一个巨型霍伯曼球，容得下一名幼儿。如果你把球放在一名幼儿身上做示范，所有幼儿都会想要尝试！因此，我会通过亲自示范来避免这种情况的发生。或者，让每名幼儿伸出一只手拉住球的一部分，然后数数"一、二、三"，让幼儿轻轻地把球拉出来，打开它，然后推进去，闭合它，一边做一边说"拉"或"推"。这也可以被用在小组任务结束的时候或过渡环节。你可以选择使用以下全部或部分动作。

- 用手臂和腿表现伸展和收缩。
- 坐下来，双腿伸直，勾脚尖，绷脚背。
- 瓢虫，瓢虫，摸摸你的脚趾。
- 坐好，双腿打开、合拢。

• 坐好，双腿弯曲放于胸前；抬起一只脚，伸直膝盖，把脚放下来；换另一只脚。

• 俯卧，模仿一只正在飞行的鸟，把手臂和腿抬离地面几秒钟。重复这个动作。

• 变大，变大，跳跃。

活动 • 纸盘游戏

这是我最爱的游戏之一。最好让幼儿围坐在地上（贴有坐垫标志）。使用相同颜色的坐垫标志，避免有幼儿说"不，我想要黄色的"。给每名幼儿发一个纸盘，一边示范用纸盘轻拍身体的不同部位，一边问幼儿："你可以做这些动作吗？"

• 拍拍你的膝盖

• 拍拍你的脚趾

• 拍拍你的胳膊肘

• 拍拍你的头

• 拍拍你的后背

• 拍拍你的肚子

• 拍你的小屁股（可以滑稽地说）

• 拍拍你的拇指

> **挑战**
>
> 添加平衡任务，请幼儿将盘子放在头顶上或脚上并保持平衡，让盘子不掉下来。

活动 • 和纱巾自由舞蹈

选择一首运动歌曲。用平均时长为4—8分钟的音乐来给活动伴奏，并维持幼儿的兴趣。

小提示：在活动开始前，让幼儿了解你对他们的期望。

请幼儿围坐成一圈，说："这是一条纱巾，你们每个人都有一条。请耐心等待，直到每个人都拿到纱巾。当听到音乐时，你们可以用喜欢的方式跳舞或舞动纱巾。"提醒幼儿要小心，不要碰到同伴，待在自己的空间里。

"音乐停止时我们应该怎么办呢？正确的做法是：停下来，就像冻住了一样。"对于那些喜欢拿着纱巾跑来跑去的幼儿，要善用"冻住"游戏，尤其是在因空间意识不足而可能出现碰撞和事故的情况下。使用恰当的环境管理策略比大喊"不，停下来！不要这样做！"更为有效。

活动 · 欢乐岛

这是一个不涉及竞争的抢椅子游戏。当幼儿等待时，你只需要一分钟就能把环境布置好。把呼啦圈放在地上，问问幼儿是否知道什么是岛屿。告诉幼儿，岛屿是一片被水包围的土地，现在，每个呼啦圈都是海洋里的一个岛屿。

"当音乐响起时，你可以拍打你的翅膀环绕岛屿飞行。"与此同时，你可以通过上下缓慢地扇动手臂进行示范。"音乐响起时，你要飞越水面；音乐停止时，你要降落在岛上休息。"

幼儿可以在任何岛屿上登陆，且没有人数限制。所有人都是受欢迎的，即使他们只能一只脚踏上这个岛屿。现在，通过播放和暂停音乐，引导幼儿玩游戏吧。

活动结束

播放歌曲《变戏法》(*The Hokey Pokey*)，为幼儿提供更多练习的机会。幼儿将在唱歌词时练习命名身体部位，也可以请幼儿在小组中边唱歌边表演。

挑 战

在每次音乐停止后，拿走一个呼啦圈。幼儿会意识到，可以用来休息的岛屿的数量越来越少，所以他们需要分享岛屿，这样他们的朋友也可以休息。对于年龄较大的幼儿，你也可以开展这个游戏，直到只剩下1—2个岛屿。这会促使幼儿思考如何创造性地共享同一个岛屿。

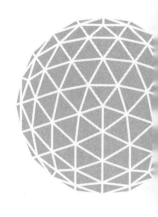

第六章　整合：综合性活动计划

综合性活动整合了不同的动作技能和概念，能够锻炼不同的肌肉群，需要运用多种技能、通过多重步骤才能完成。在实施这些活动之前，请记住你所在班级幼儿的发展需要。一些幼儿可能需要练习基本的动作发展技能，而另一些幼儿在开始这些综合性活动时，基本动作已经做得很好了。活动 3 介绍了用不同方式运动的观点，活动 4 的障碍课可以帮助你观察你所在班级的幼儿已掌握的技能，以及他们还需要发展的技能。

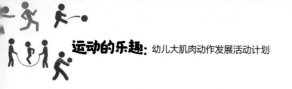
活动 ③ 运动的质量

该活动是一个很好的入门级别的综合性活动。我喜欢在学期中实施这个活动，将其作为学习特定动作技能的缓冲。当班级里的幼儿需要增强注意力时，这个活动也是不错的选择。

材料准备

- 在纸上写下与运动有关的词语
- 装有能移动的物品的黑色袋子

活动开始

让幼儿围坐成一圈，讨论"运动"这个词。你可以这样说："物品是怎样移动的呢？移动是指'在运动中'。可以缓慢地移动，也可以快速地移动；可以轻轻地移动，也可以重重地移动。你们觉得呢？"

热身活动

- 唱着歌，绕圈行走。
- 坐下来，双腿伸直，勾脚尖，绷脚背。
- 坐在地上，把腿伸展开，然后打开双腿、合拢双腿。
- 假装做一个三明治。

• 假装是一粒种子，逐渐长成一朵花，朝着太阳舒展花瓣。

• 踢。交替双腿，右踢，左踢，向一边踢，向另一边踢。确保幼儿的坐垫之间留有足够的空间。

• 蹲下来，然后假装自己变得越来越大，最后跳起来。

活动 • 有关运动的词语

在纸上写好有关运动的词语，如摇晃、昏倒、摆动、融化、投掷、伸展、翻滚、跺脚、旋转、偷偷地走、弹跳、溜走、蹲下、飞翔、艰难地走、踢等。向幼儿展示并念出每个词，并试着创造性地把它们表演出来。

活动 • 运动技能

尽可能多地利用空间。教师和幼儿沿着所在空间的边沿，用不同的方式移动，或者绕着幼儿坐的地方移动一圈。

• 像要摔倒一样走路。

• 像鸭子一样摇摇摆摆地走。

• 踮起脚尖走，尽可能地伸展身体。

• 偷偷摸摸地走。（如果想增加一些戏剧性效果，可以将一块小手帕轻轻地捂在嘴上）

• 像士兵一样行进。

• 像恐龙一样跺着脚走。

• 轻轻地、安静地跑。

• 爬行。

明白了吧，现在按你自己的想法移动起来吧。

活动 • 物品袋子

拿一个黑色的大袋子，装满各种能移动的物品。一次拿出一件物品，尽可能多地进行戏剧性的表演，然后让幼儿尝试着像这些物品一样移动。提出问题，如"这是什么？""它是如何移动的？""你能像它一样移动吗？"。

以下是推荐的一些物品及相关的运动。

• 羽毛（慢慢地飘下来，躺在地上）

• 旋转陀螺（坐在地上，旋转，一圈又一圈）

• 大号橡皮筋（握紧双手，然后将两只手慢慢地、拉扯着分开，快速松开双手）

• 弹跳球（跳起来，落下，再跳起来）

• 拨浪鼓（双脚站稳，左右摆动手臂）

• 带轮子的玩具（滚动）

结束活动

尽量简单易行，例如可以唱一首告别歌曲来结束今天的活动。

活动 ❹ 障碍课

通过以下障碍活动来观察幼儿已掌握了哪些技能，以及他们需要发展哪些技能。

材料准备

- 坐垫
- 胶带或平衡木
- 游戏隧道
- 呼啦圈
- 锥形桶
- 长纱巾
- 防滑垫
- 气泡包装膜或泡沫材料

活动开始

老师说，"你好，（姓名）"，同时拍手，试着拍两拍。首先，在你的腿上拍（一、二），然后拍手（一、二），再拍你的腿。当你唱歌时，继续交替拍手和拍腿：

你好，康纳，你好。（拍手、拍手）

（拍腿、拍腿）（拍手、拍手）

（拍腿、拍腿）（拍手、拍手）

或者你可以按照这样的节奏唱，不拍腿：

你好，苏西，你好。（拍手、拍手）

你好，阿米尔，你好。（拍手、拍手）

你好，伊莎贝拉，你好。（拍手、拍手）

说出所有幼儿和助教的名字，然后用"让我们开始运动吧"或任何你想说的话来结束这个环节。

热身活动

重复上个活动里的大部分热身动作。重复有利于动作学习，也会为那些进入状态比较慢的幼儿提供安全感。

• 轻拍或摸摸手臂和腿来进行"唤醒"活动，边做边说："手臂，醒醒。""腿，醒醒。"

• 腿向前伸，做勾脚尖和绷脚背的动作。

• 打开双腿，并拢双腿。

• 用手够脚趾，数："一、二、三、四、五。"或者玩"瓢虫，瓢虫，摸摸你的脚趾"的游戏。

• 坐在地上，膝盖弯曲，抬起一条腿并伸直膝盖，换另外一条腿。两条腿交替进行。

• 假装吹气球。

• 俯卧，用双臂将胸部撑离地面，像蛇一样发出嘶嘶声。

活动 • 障碍课

设置一系列障碍。用旗帜或其他标志让起点看起来更为明显。告诉幼儿，"先看我"，向他们示范在每个障碍面前该如何做。

• 平衡木：按照脚跟—脚趾的方式沿着地上的胶带或平衡木行走。

• 游戏隧道：爬过去。（在隧道下垫一张垫子，以保护幼儿的膝盖）

• 呼啦圈：借助呼啦圈跳进跳出。（用胶带将呼啦圈固定在地板上，这样它们就不会移动了）

• 蛇形爬行：在椅子或锥形桶之间绑上长纱巾，幼儿在纱巾下面绕椅子或锥形桶爬行。

• 在垫子上滚动：让幼儿躺下，双臂放在身体两侧，像原木一样在垫子上滚动。一对一帮助幼儿，以确保他们的安全。

• 感官站：在地面上用胶带粘上气泡包装膜或泡沫材料，让幼儿在上面走、跳或跺脚。

• 多次重复障碍课。如果时间允许，调换小组顺序再次练习。

活动结束

唱一首告别歌结束活动。

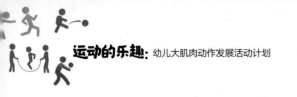

活动 ⑤ 瑜伽时间

在这节课上，你不必是瑜伽专家。如果你的身体状况不允许，比如膝盖受伤或者手腕扭伤，你仍然可以摆一些姿势。向幼儿解释每个人的身体是不同的，并演示你如何调整自己的姿势，鼓励幼儿："试一试，看看会发生什么。"

材料准备

- 瑜伽垫（可选）
- 瑜伽体式的图片

活动开始

让幼儿坐在地上，围成一圈。有时我会根据幼儿的情况为他们指定位置，以免他们坐在好朋友旁边时会有点分心。但是，大多数时候，我喜欢让幼儿自由选择坐在哪里。

向全班幼儿提问："猜一猜我们今天要做什么呢？"把"瑜伽"这个词写在一个大白板上，问幼儿是否能猜出这个单词是什么。很可能某名幼儿会说："瑜伽。"接下来简单地解释一下瑜伽是什么。

- 瑜伽意味着和谐。
- 它起源于数千年前的印度。

•它教会我们呼吸，同时让我们身心合一。它关注力量和灵活性。（此时摆出搞笑的二头肌姿势和伸展动作更易于幼儿理解）

•瑜伽动作又叫"体式"，有些体式看起来像动物。

热身活动

评估班级幼儿的整体体能水平，如果幼儿拥有较强的体能，可以从练习呼吸开始；如果幼儿的体能水平比较低，此次活动可以保守一点，请幼儿先站起来绕着场地走一圈。观察幼儿的需求。

活动 • 热身：呼吸

•兔子式呼吸：用鼻子快速吸气 3 次，然后用鼻子长出气。

•平和式呼吸：用嘴吸气，然后用嘴呼气，同时说"平静"。

•气球式呼吸：吸气时举起双臂（扩张肋骨，以吸入更多的空气），然后在呼气时放下双臂。

有趣的转变：最后做一个看起来有些搞笑的气球式呼吸，非常用力地吸气，然后呼气，同时在地上做出挣扎和萎缩的样子，就像一只被泄了气的气球。用一个真正的气球来演示这个动作，幼儿会很开心。

•数五式呼吸：吸气时数"一、二、三、四、五"，然后呼气时也数"一、二、三、四、五"。试着先大声说出来，然后不说出声，用手指数 5 秒钟。

活动 • 瑜伽故事

选择尺寸适合幼儿的瑜伽垫或其他垫子。

秋天的瑜伽故事

呈现瑜伽体式的图片，它们能很好地对身体演示进行补充。如果幼儿不理解你的口头解释或演示，他们可以观看图片。

- 日子越来越短。（新月式）

- 树叶变色。（树式）

- 鸟儿向南飞，寻觅更温暖的天气。（战士三式）

- 农民用拖拉机收割庄稼。（椅式）

- 鲸鱼沿着海岸向南迁徙。（鲸鱼式）

- 狐狸长出更厚的毛。仰望月亮，像狐狸一样地叫。（高跪式）

- 帝王蝶向南飞到它们冬天的家。（蝴蝶式，也称为鞋匠式）

- 刺猬冬眠。（婴儿式）

春夏的瑜伽故事

可以参考下面这个关于晴天的故事来创编瑜伽故事。黑体字表示你可以摆出与故事中某个词语相似的姿势。

太阳把你叫醒。（伸展双臂和双腿，或者做一个太阳式的姿势，参考下文"快速简单的瑜伽体式"中的描述）

你向窗外望去，看到一棵巨大的常青**树**。（树式：平衡，一只脚放在另一只脚的上面）

你看到一只**蝴蝶**落在树枝上。（蝴蝶式：坐姿，双脚并拢，膝盖上下摆动）

你凝视远方，看到一座**高山**。（山式：挺胸抬头，双臂放在身体两侧）

天空中有奇怪的东西。可能会是**鸟**？（战士三式：像鸟一样拍动手臂，或向两侧伸展手臂，将一条腿向后举到空中）

你从一边伸展到另一边，眼随手动。它是什么呢？可能是什么呢？（侧躯伸展，手臂抬起，轻轻向一边倾斜，再做另一边）

它是一条绿紫相间的**龙**！（龙息式：跪姿，上身挺直，伸出舌头，用力呼气）

快速简单的瑜伽体式

· 太阳式：朝着天空伸展，弯腰去触摸脚趾。

· 树式：尽可能用一只脚站立并保持平衡，然后换另一只脚站立并保持平衡。对年龄较小的幼儿可进行微调，让他们向上或向两侧伸展手臂，一只脚放在另一只脚的上面。

· 蝴蝶式（鞋匠式）：双脚并拢坐着，膝盖轻轻地上下摆动，就像蝴蝶扇动翅膀一样。

· 下犬式：手和脚并放在地上，臀部朝向天花板，头朝下，使身体呈 V 形。

· 蛇式：俯卧，用双臂将胸部撑离地面，发出嘶嘶声。

· 船首式：和幼儿谈谈湖上的船，船的前面是弓形。俯卧，弯曲膝盖，将脚抬离地面，同时手向后伸，抓住脚踝或脚。

• 山式：高高地站立不动。

• 三角式：双腿张开，双臂伸展。一只手向下触摸对侧的脚。

• 龙息式：高坐姿或屈膝坐下，模仿龙宝宝的呼吸（腹式呼吸），然后模仿吐舌头的龙爸爸呼吸。

• 结束时的体式选项：

婴儿式：屈膝，蜷曲身体，胸部放在膝盖上，前额放在地上，手臂放在两侧。

休息式：调暗房间的灯光，仰卧，双臂和双腿伸展并放松。

靠墙倒箭式：坐在离墙尽可能近的位置，将双腿和双脚放在墙上休息。仰卧。将灯光调暗。

活动结束

轻声唱一首告别歌曲。用安静的声音唱一首熟悉的歌曲，

挑战

在幼儿做休息式的时候，在他们每个人的肚子上放一个豆袋。你可以让幼儿选择把腿平放在地板上，或者靠在墙上。让幼儿做腹式呼吸，这样他们可以用腹部上下移动豆袋。告诉他们，"不要用手来'运送'豆袋，只能用腹部"。

增加一个触觉项目。在每名幼儿的肚子上放一个豆袋、橡皮鸭或小毛绒动物玩具，不要进行任何口头提示。我喜欢豆袋的重量，因为它能很好地反映出幼儿主要的呼吸肌，即隔膜的状态。

增加一个听觉项目。播放几分钟舒缓的音乐。

加入一个嗅觉项目。在餐巾纸上滴几滴柠檬汁或薄荷精油，让香味扩散到幼儿的鼻子周围，最好是让他们闭上眼睛，想想闻到了什么。当他们睁开眼睛时，可以让他们讨论闻到了什么气味。

可以增加新奇感（我很少使用）。

　　可供选择的结束方式：在一些瑜伽课上，老师可能会以"合十礼"的方式结束，然后鞠躬。合十礼意味着我以内心的平和迎接你内心的平和。可以教导幼儿如何双手合十，鞠躬。

活动 ❻ 瑜伽与冥想

当老师告诉我班级的幼儿需要平静的活动时，我喜欢组织这个活动。我记得我曾经和一个班的孩子们玩得很开心，然而当我把兴奋的他们送回教室后，老师却很难让他们冷静下来进行接下来的活动。本活动可以解决这个问题。

材料准备

• 儿童垫子（要有创意）

• 用于播放视频的设备

• 毯子（可供休息式时使用）

• 精油和餐巾

• 安静的乐器或磬（一种倒立的钟，当它的边缘被木槌敲击时会发出振动的声音）

活动开始

幼儿围坐一圈，教师提问："你们知道瑜伽是什么吗？"鼓励每名幼儿都给出一个简短的解释。接着，教师总结幼儿的回答并示范热身活动。

热身活动

幼儿排队沿着墙边走，边走边触摸贴在墙上的、或高或低（但伸手可及）的手掌印。如果时间允许就开展这个活动，反之，就从观看瑜伽视频开始吧。

活动 • 瑜伽视频

当你在活动计划中加入一个视频时，如果这不是你经常做的事情，幼儿会非常专注。他们的专注总让我惊讶。为保持幼儿对视频的新鲜感，我每学年只组织一次这个活动。

从以下推荐的视频中选择，或使用你自己喜欢的。根据时间来考虑选择视频的哪些部分。

• 《曾经的垫子》（*Once upon a Mat*）：九个简单易学的瑜伽探险

• 《故事星球的瑜伽》（*Storyland Yoga*）

• 《瑜伽小孩：从淘气到冷静》（*Yogakids：Silly to Calm*）

下面是一个约持续 11 分钟的瑜伽练习的例子，源于《曾经的垫子》：

1. 起床（4 分钟）

2. 在花园里（3 分钟）

3. 热带小径（4 分钟）

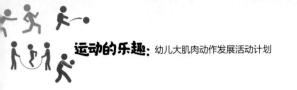

活动 • 幼儿的冥想

创设环境让幼儿的注意力从视频上移开。如果可能的话，把灯光调暗一些，把你的声音放低，以便全班幼儿都能安静下来听你讲话。

• 初学者的提示语：在瑜伽中，人们可能会一遍又一遍地说一个短句，让我们试一试："我开始平静。"你觉得说多少次有效果，那么就说多少次。

• 呼吸练习：短吸气 4 次，长呼一口气。重复做几次。

• 靠墙倒箭式：如果有足够的空间，让幼儿把他们的小屁股靠在墙上，把腿笔直地贴在墙上，然后闭上眼睛。这个姿势对免疫系统和循环系统都有好处。

• 嗅觉刺激休息式：当幼儿在休息时，告诉他们你会带着气味从他们身边走过，他们可以用鼻子深吸气，但不要大声说出他们所认为的气味是什么。在餐巾纸上滴一点精油，如柠檬精油，当你走过每名幼儿的身边时，在他们的鼻子前挥一挥有精油的餐巾纸。

• 听觉刺激休息式：是时候使用你的磬或其他安静的乐器了，如果你没有这些物品，可以敲敲水杯的边沿，使其发出柔和的声音。当你敲击发出声音时，让幼儿闭上眼睛。在休息式保持了几分钟之后，可以谈一谈这些声音。大多数幼儿通常能够保持这种体式约 3 分钟，然后会有幼儿想说话或扭动身体。但不要因此而放弃尝试。我总是惊讶于究竟有多少幼儿喜欢哪怕是一分钟的安静。有了一次经历之后，有些幼儿会问我，下次是否可以在休息式上多花点时间。

活动结束

用几分钟时间和幼儿谈一谈刚刚这个活动中的嗅觉或听觉体验。让幼儿轮流猜测他们闻到的可能是什么气味，听到的是什么声音。向

> **挑战**
>
> 幼儿盘腿坐在地上，让他们把手的小拇指和大拇指放在一起，把双手放在膝盖上，掌心向上。

幼儿解释，瑜伽老师可能会以"合十礼"来结束他们的课程，并互相鞠躬以表示尊重和感谢。

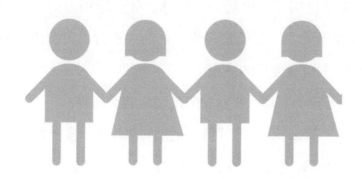

活动 **7**　气球

玩气球会获得百分之百的快乐。这个活动可能看起来很有趣，但要记住，你的活动目标是引导幼儿了解科学概念、建立身体意识以及尝试团队合作。

材料准备

大气球（使用相同的颜色，以免幼儿因没有得到某种颜色的气球而烦恼）

活动开始

• 一个字也别说。拿起一个气球，夸张地用力把它吹起来，让它在房间里到处飞。我经常和班上的幼儿进行语言交流，所以这样的举动会立刻引起他们的注意。

• 你就是那个气球。"你能把自己灌满空气吗？""吹，吹，吹，你越来越大，越来越宽。""然后把空气放出去，慢慢掉落在地上。"

• 氦气球。氦气是一种比空气轻的气体，你可以把它充进气球里，让气球飘起来。"你看到过这种氦气球吗？假装自己是充满氦气的气球，在房间里飘起来。当我轻拍你的头时，你会砰的一声倒在地上吗？待在地上，直到所有的气球（即所有的幼儿）都爆掉。"

热身活动

大肌肉和小肌肉的热身。

·双臂在身体前面伸直，双手张开、合拢。

·双臂向两侧打开，双手张开、合拢。

·收缩和生长：膝盖贴紧胸部，将头放在膝盖下面；然后张开双臂和双腿，打开身体。

活动 · 非常大的气球

幼儿手拉手，围成一个圆圈。然后慢慢地向圆圈中间走，在感到舒适的情况下尽可能靠拢。"我们将要成为一个大气球，让我们一起把气球吹大，吹得再大一些，吹，吹，吹。"

让幼儿向后退使圆圈不断变大，同时仍然保持手牵手的状态。一旦圆圈扩展到尽可能大的时候，告诉幼儿要轻轻地把空气放出去，即走到圆圈中间，坐在地上。重复，直到幼儿熟悉这个游戏。

挑战

用橡皮筋来代替牵手。将大约两米长的橡皮筋的两头系起来，做成一个圆圈。让幼儿围圈站，抓住橡皮筋，不要松手。（否则，有些人可能会痛苦地被弹一下）让幼儿抓着橡皮筋走到圆圈中间，然后让他们慢慢地向后走，这样每个人都能感觉到橡皮筋在他们手中伸展。

想让这个游戏更具挑战性吗？全体幼儿拿着橡皮筋在房间里走动，试着先向一个方向转一圈，然后再向另一个方向转。

活动 · 自由地玩气球

这个活动总是充满欢乐。给每名幼儿一个气球。播放一首歌，让幼儿探索他们可以用气球做什么：拍打、跳跃、击打、旋转……任何歌曲都可以，但我最喜欢的是那些经典歌曲，比如《气球之歌》（*Balloon Song*）或《烟囱之歌》（*Chim Chim Cher-ee*）。

允许幼儿进行探索。在自由游戏里你可以扮演体育播报员，当你在幼儿中间走动时，可以对看到的景象进行评论："我看到拉冯把气球高高地弹了起来。""我看到阿米尔把气球顶在了头上，她小心翼翼地走着，不让气球掉下来。"

如果幼儿不喜欢冒险，鼓励他们尝试不同的动作，比如提问："谁能教教我，如何不用手就能让气球在地上移动？""让我们看看会发生什么？"是一个很好的句子，可以让幼儿专注于对过程的体验，而非结果。

活动结束

- 做一些轻柔的伸展运动。
- 五步呼吸法：吸气，数到五；呼气，数到五。
- 手臂向上伸展至天空，向下伸展至脚趾。
- 双臂向身体两侧张开。
- 身体轻轻地从一边扭转到另一边。
- 双脚平放在地上，踮起脚尖。重复这个动作。

活动⑧　创造性地使用呼啦圈

这个活动旨在发展幼儿的大肌肉动作技能。通过对应年龄的动作里程碑来选择运动方式，2—3 岁的幼儿要学习如何用两只脚同时跳，教师要示范如何用两只脚跳进和跳出呼啦圈；4 岁幼儿可以站在呼啦圈里单脚跳；5 岁幼儿可以沿着呼啦圈跳。

材料准备

- 每人 1 个呼啦圈
- 豆袋
- 音乐

活动开始

向幼儿展示呼啦圈，交流呼啦圈的形状、是由什么做成的，以及能用它们做些什么。然后选择一首经典的破冰歌曲，比如《公交车的轮子》（*The Wheels on the Bus*）。

热身活动

走、慢跑，或者跳一圈。利用锥形桶或坐垫摆成一个圆圈，这也可以促进幼儿对形状的认知。增加一项挑战：示范并引导幼儿试着用脚跟—脚趾的走法绕着圆圈走。

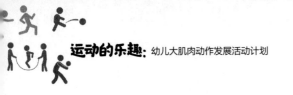

活动 · 试一试

给每名幼儿一个呼啦圈。提问："你能用呼啦圈做什么？"允许幼儿进行一些自由的探索。然后示范可以用呼啦圈做的各种事情。

- 把呼啦圈拿在手中摇摆。
- 将手臂穿过呼啦圈，用前臂摇。
- 从呼啦圈中间走过去。
- 把呼啦圈环绕在腰部，转起来。
- 把呼啦圈放在地上，跳进去。
- 把呼啦圈放在地上，跳出来。
- 把呼啦圈放在地上，绕着走。
- 让呼啦圈在地上旋转。

活动 · 扔豆袋

把所有的呼啦圈放在离幼儿的坐垫 1 米远的地上。给每名幼儿几个豆袋。让幼儿试着把豆袋一个一个地扔到呼啦圈中。

活动 · 自由玩呼啦圈

播放音乐，让幼儿自由地玩呼啦圈。提醒幼儿，当音乐停止时他们需要停下来，听从指令进入下一个游戏。

活动结束

把几个呼啦圈放在地上，让幼儿围着呼啦圈坐成一圈。然后手牵手，站起来。

请幼儿围着圆圈边走边唱《玫瑰花环》（*Ring around the Rosy*）。（也可以唱幼儿最近都喜欢的歌曲）一开始要慢慢地走，慢慢地唱，然后在幼儿能做到的情况下尽量加快走的速度和唱歌的速度。这时提醒幼儿松开同伴的手，以免跌倒。否则，你可能会听到"哎哟！"摔倒叫出的声音。

玫瑰做的花环，满满的都是花。

哎呀！哎呀！我们都倒下！

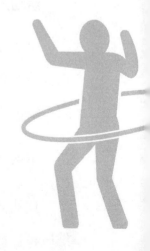

活动 **9** 节奏和音乐

　　这个活动旨在引导幼儿在运动中感受音乐的乐趣。在一个触觉热身活动之后，以一首律动歌曲开启活动。我喜欢经典的律动歌曲，但是你可以根据自己的喜好选择。本活动有 3 个小活动。第一个小活动是"纸盘打击乐"，让幼儿通过拍打普通的物体感受节奏。第二个小活动是让幼儿调动整个身体来学习不同的节奏。第三个小活动用"像我这样做"来刺激幼儿的记忆。

材料准备

- 给每名幼儿准备两个结实的纸盘
- 一个鼓和两根鼓槌

活动开始

向幼儿解释什么是节奏。节奏是一种有规律的、重复的声音模式。节奏乐器包括鼓和鼓槌、手鼓等。如果你有这些乐器，可以边演示边讲述。节拍是音乐的节奏运动或速度。

热身活动

让幼儿轻轻地拍打或摸摸他们的胳膊，说："醒醒，我的胳膊！"然后轻轻地拍打或摸摸自己的腿，说："醒醒，我的腿！"

播放律动歌曲《公交车的轮子》，边听歌曲边做动作。

当歌曲中的轮子转了一圈又一圈时，将两只手握成拳，前臂相互环绕。

当公交车上的雨刷嗖嗖地响时，手掌来回摆动。

当公交车的喇叭声响起时，把手掌举在空中，做一个推的动作。

当公交车的门打开和关闭时，用手做出门的样子，模仿门的开合。

当公交车上的司机说"往后走"时，向后指指肩膀。

当公交车上的婴儿说"哇，哇，哇"时，把拳头放在脸旁转动。

当公交车上的父母说"嘘，嘘，嘘"时，把手指放在嘴边，说"嘘"。

重复第一节，慢慢念最后一句"穿过整个城镇"，直到结束。

活动 · 纸盘打击乐

幼儿围坐成一圈。给每名幼儿两个纸盘。示范以下动作，并让幼儿尝试跟着你做。

- 两个盘子互相轻轻拍打。
- 将两个纸盘的背面靠在一起，绕圈式地擦。
- 练习简单的节拍。当你这样做时，幼儿就会模仿你，从而慢慢地建立起节奏感。

这是一个用纸盘拍和擦的示例。你先做，然后请幼儿再现他们看到的。

老师：拍，拍。

幼儿：拍，拍。

老师：拍，擦，擦，拍，拍。

幼儿：拍，擦，擦，拍，拍。

老师：擦，擦，拍。

幼儿：擦，擦，拍。

活动 • 绕着圆圈敲鼓

幼儿在原地围坐成一圈，向他们做示范。"我要绕着这个圆圈一边走一边敲鼓。"当你绕着圆圈走的时候，按你走的节奏敲鼓。提问："当鼓声停止时我应该怎么做？""是的，我停下来了。"

以较慢的节奏敲鼓，同时绕着圆圈慢走；以更快的节奏敲鼓，根据你所处的空间和幼儿的性格，你可以跑得更快，也可以走得更快。就我个人而言，我喜欢在安全的地方跑起来，然后让幼儿跟着敲鼓的节奏动起来。（这是一个让幼儿感到快乐的玩法）

活动 • 有一只很大的麋鹿

《有一只很大的麋鹿》（*There was a Great Big Moose*）这首歌很有趣，所有年龄段的幼儿都喜欢唱。这是一首模仿动作的歌曲。教师先边唱边做动作，幼儿会跟着你唱和做动作。当唱到"麋鹿"的时候，把手放在头顶上假装是鹿角；当唱到"喝很多果汁"的时候，假装喝一杯果汁，用手做一个杯子的形状，把它放在你的嘴边；当麋鹿在歌声中入睡时，你也躺下；当唱到"头发"时，摸摸你的头发；

结束时，全身扭动，双手在身体两侧前后摆动，表示麋鹿全身都沾到果汁了。

老师：有一只大麋鹿！幼儿：有一只大麋鹿！

老师：他喜欢喝很多果汁。幼儿：他喜欢喝很多果汁。

老师：唱—喂哟、喂哟。幼儿：唱—喂哟、喂哟。

老师：喂哟、喂哟、喂哟、喂哟。幼儿：喂哟、喂哟、喂哟、喂哟。

老师：那头麋鹿的名字叫弗雷德。幼儿：那头麋鹿的名字叫弗雷德。

老师：他喜欢在床上喝果汁。幼儿：他喜欢在床上喝果汁。

老师：唱—喂哟、喂哟。幼儿：唱—喂哟、喂哟。

老师：喂哟、喂哟、喂哟、喂哟。幼儿：喂哟、喂哟、喂哟、喂哟。

老师：他小心翼翼地喝着果汁，但却洒了一些在头发上。幼儿：他小心翼翼地喝着果汁，但却洒了一些在头发上。

老师：唱—喂哟、喂哟。幼儿：唱—喂哟、喂哟。

老师：喂哟、喂哟、喂哟、喂哟。幼儿：喂哟、喂哟、喂哟、喂哟。

老师：现在他变成了一只黏糊糊的麋鹿。幼儿：现在他变成了一只黏糊糊的麋鹿。

老师：因为他全身都是果汁！幼儿：因为他全身都是果汁！

老师：唱—喂哟、喂哟。幼儿：唱—喂哟、喂哟。

老师：喂哟、喂哟、喂哟、喂哟。幼儿：喂哟、喂哟、喂哟、喂哟。

活动结束

唱一首告别歌，或者重复敲击某个节奏，结束活动。

活动⑩　运动歌曲

这是一个有关粗大动作运动的音乐活动。在这个活动中，幼儿需要和同伴一起游戏。

材料准备

• 胶带

活动开始

幼儿围坐成一圈，唱一首经典的律动儿歌，边唱边动起来。试试《小蜘蛛》（*The Itsy-Bitsy Spider*）或《公交车的轮子》，这两首歌都有手部动作，或者《来吧，一起摇摆》（*Shake My Sillies Out*）。选择一首你喜欢的歌曲，或者根据活动主题来选择，也可以选择一首你认为在班级中最受欢迎的歌曲。

热身活动：拍手并跟我做

幼儿围坐成一圈。用一种方式拍手。"拍手，拍手。"让幼儿认真倾听你拍手的节奏并试着重复。每重复一次后，把拍手的方式变得更复杂一些。

别忘了找点乐趣。可以用飞快地拍手或滑稽地在膝盖下拍手的动作来结束热身，让大家开怀大笑。

活动 · 划，划，划小船

用胶带在地上贴两条平行线，或者在地上摆好两排坐垫，这样每名幼儿都可以和一个同伴面对面坐着。面对面坐着的两个人双脚相抵，膝盖微微弯曲或伸直。腿伸得越直，腿部肌肉伸展得越好。根据同伴的身高来决定膝盖是否要弯曲。

让幼儿越过腿向对面的同伴伸出手，并轻轻地握住彼此的手。

在与同伴手拉手时，唱《划，划，划小船》（*Row，Row，Row Your Boat*），随着歌曲的节奏前后摇摆。我发现，自己唱这首歌比用播放器播放更便于根据需要来调整节奏。

开始时慢慢地唱歌和摇摆，然后尝试加快一下速度，最后，以非常快的节奏唱歌或添加一些有趣的话，对幼儿提出挑战。

划，划，划小船，

顺小河划去，

快活地，快活地，快活地划，

生活如美梦。

划，划，划小船，

顺小河划去，

如果你遇见一只鳄鱼，

别忘了要尖叫。

活动结束

唱一首告别歌来结束活动。

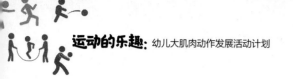
活动 ⑪　运动和金刚鹦鹉的故事

　　每个人都喜欢有趣的故事。可以利用这个故事或从故事中获得的启发去创造自己的故事。

材料准备

- 每名幼儿两条长纱巾
- 有关树的大幅图片

活动开始

展示热身活动中将要出现的动物图片：兔子、小鸟、蛇、猴子和老鼠。让幼儿识别每一种动物，然后开始热身。

热身活动

播放幼儿《动作歌曲1》（*Preschool Action Songs* 1）中的《动物说唱》（*Animal Rap*）。让幼儿围坐成一圈，听歌曲，根据歌词的提示做动作。你所要做的就是模仿这些动作，并在歌曲播放的过程中大声喊出动物的名称。

- 像兔子一样跳。
- 像鸟一样飞翔。

- 像蛇一样爬行。
- 像猴子一样行动。
- 像老鼠一样奔跑。

活动 • 金刚鹦鹉的故事

- 时间：故事时长 5 分钟，自由飞行 5 分钟。
- 音乐创意：《蜻蜓飞》（*Dragonfly Hang*）或《红韵龙》（*Red Rhythm Dragon*）。
- 故事：看到故事里的黑体字时，做任何你想做的动作。

很久以前，有 ×× 只（鹦鹉的数量对应你班上幼儿的人数）美丽的、色彩缤纷的**金刚鹦鹉**。你知道猩红色金刚鹦鹉是洪都拉斯的国鸟吗？不管怎样，金刚鹦鹉都幸福地生活在热带雨林中的一棵**大树**上，直到有一天，人们拿着大斧头把树砍倒当柴烧。**砍，砍，砍**。大树哗啦一声**倒**了下来。

金刚鹦鹉被**惊吓**得四散奔逃。

不要担心，因为金刚鹦鹉都是**快乐**的小鸟，它们知道自己可以找到彼此，也可以找到新家。它们**拍打着翅膀**，跟随着森林的鼓声飞过**丛林**，直至找到新家。

现在，给每名幼儿两条长纱巾，让幼儿在音乐响起的时候绕着场地做出飞的动作，挥舞着纱巾，就好像它们是鸟的翅膀。鼓励幼儿全程不停地扇动手臂。这是一项很好地锻炼肩膀力量并提高耐力的活动。

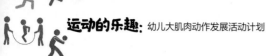

当音乐停止时，幼儿应该停止飞行，并找到他们的新家。有一次，我很幸运地得到一棵 1.2 米高的塑料树，我把它搬到了幼儿园里。幼儿可以把他们的纱巾放在塑料树叶上作为"鸟巢"。你也可以在一张大纸上画一棵树，然后把画贴在墙上。向幼儿演示他们可以聚集在树的周围，把他们的纱巾放在树上来建造自己的新家。如果你用的是树的大幅图片，那就把纱巾放在图片的底部，做成一个鸟巢。

活动 · 自由玩呼啦圈

选择一首能激励你的歌曲，让幼儿用他们的呼啦圈做一些探索。这是自由游戏时间。一定要提前告诉幼儿你的"停止"信号，这样他们就能准确地知道自由游戏时间要结束了。

活动结束

唱一首告别歌来结束活动。

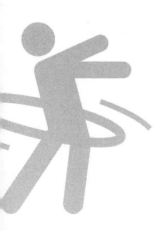

第七章　发展里程碑活动计划

　　接下来介绍的 9 个活动聚焦于大动作发展里程碑，如移动、平衡、投掷、接球、协调等。有关手和手指的活动可用于发展精细动作技能，让幼儿通过不同活动练习钳形抓握的协调性及力量。

活动 ⑫ 基本的位移技能

位移是指从一个地方到另一个地方，它与走路、跳跃和蹦跳有关。本活动中，幼儿将使用不同的位移技能进行一次模拟旅行，并在这个过程中展示、练习和强化各种类型的位移技能。

材料准备

• 歌曲《猎熊记》

• 场景图片

• 胶带

活动开始

《猎熊记》是一首对唱歌曲。在音乐开始前和幼儿一起复习歌曲中的动作，这将帮助幼儿在活动中跟上这首歌的节奏，从而更有成就感。

热身活动

告诉幼儿："在这首歌里，我们会唱到照相机，我们要这样做。"做一些手势，就好像你在用照相机拍照一样。

"我们会穿过田野。你会说'唰唰'吗？当你说'唰唰'的时候，来回搓手，就像你在洗手一样。你的手是高高的草，当我们从中穿越时，它会发出唰唰声。"

这首歌的场景顺序如下。

1. 拿起相机。

2. 打开门。

3. 走在路上。

4. 穿过麦田。

5. 过桥。

6. 爬树。

7. 看见河流。

8. 划船。

9. 踮起脚尖走进洞穴。

给每个场景画一幅图是一种有效的视觉提示。借助这样的歌曲可以很好地进行有氧热身活动，而且幼儿的确很喜欢。但要告诉幼儿，如果他们在森林里徒步旅行时看到熊，正确的做法是什么。

活动 • 位移技能的阵容

把胶带粘贴在地上，让幼儿站在上面，面朝着你。通过唱歌进行声音提示，同时做示范。

把手放在墙上，放在墙上。

把手放在墙上，放在墙上。

你们要把手放在墙上，不要掉下来。

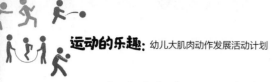

把手放在墙上，放在墙上。

观察每一名幼儿的动作发展情况。当幼儿进行下列活动时，在心里记住每名幼儿的能力和发展水平，并在教学中融入以下所有形式的学习：视觉的、听觉的、触觉的。

视觉学习：说"先看我"，然后演示任务。这对那些在运动之前需要先看到动作演示的幼儿总是有帮助的。即使其他幼儿都迫不及待地想要开始活动，但也不要略过这个非常重要的环节。对于视觉学习者，无论如何都要进行这个步骤。

听觉学习：当你做某个动作时对其进行解释，但解释应当简短。例如，重复说"转身，转身，转身"。

触觉学习：如果某名幼儿似乎不明白要做些什么并且为此感到沮丧，尝试温和地、一对一地手把手教授，但要先征得幼儿的同意。你可以说："我可以手把手来教你做这个动作吗？"在你提供触觉帮助之前，应先让幼儿做一些努力和尝试。

请幼儿做以下动作。

- 向前走。

- 向后走。

- 转身。

- 行走，每一步都要抬高膝盖。

- 爬行。

- 马步跑（前滑步），向前迈出一大步，一只脚在另一只脚前面。

- 蹦跳。踏和跳，双脚交替。

• 踮脚走。

• 跑步。大声喊出某个动作会很有趣，在运动课上稍微大声一点是可以的。

• 重复以上任何一个步骤，或者创造一些新动作。

活动结束

让幼儿围成一圈。做一些温和的拉伸活动帮助幼儿平静下来，然后唱一首告别歌。

以下动作可以让幼儿平静下来。

• 坐下来伸直腿，勾脚尖，绷脚背。

• 倒数，直至手指碰触到脚趾。

• 打开双腿，并拢双腿。

• 制造彩虹（双腿打开，手臂伸展，从一侧到另一侧移动手臂）。

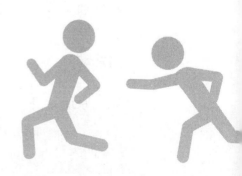

活动⑬　位移技能练习站

　　位移技能是我们从一个地方到另一个地方时使用的动作技能。这些技能包括用双腿行走、蹦跳、单腿跳、奔跑、齐步走和跳跃等。还包括手臂或整个身体的动作。例如，使用轮椅的幼儿的位移技能可能涉及通过手臂和躯干肌肉将轮椅推向所需的方向。一个7个月大的婴儿则需要手脚并用地爬行。这些活动整合了各项运动技能。

材料准备

- 荷叶图片或垫子
- 玩具熊
- 用锥形桶或胶带来标记边界
- 音乐

活动开始

选择前面章节中使用的某个"活动开始"的形式。

热身活动

让幼儿原地站成一圈，做以下动作。

- 手伸向天空。

• 触摸脚趾。

• 向左、右、上、下舞动手臂。

• 手臂向两侧伸展，绕圈。

• 在站立时双腿打开、并拢（快速起跳）。

• 转动身体。双脚站稳后，前后摆动手臂。

• 将身体向侧面伸展。说"时钟嘀嗒嘀嗒"，手臂向两侧伸展，然后身体和手臂同时向左侧移动，再同时向右侧移动。

• 用肘部碰触膝盖。在每名幼儿的右膝和左肘上分别贴一张贴纸。指导幼儿用贴有贴纸的肘部轻轻碰触贴有贴纸的膝盖，然后用没贴贴纸的肘部轻轻碰触没贴贴纸的膝盖。

• 蟹式。坐在地上，双膝弯曲，手掌放在身后的地上，身体向上抬起，形成桥的姿势。

活动 • 移动练习站

设置 3 个站点，每个站点一名成人，幼儿分 3 组轮流到各个站点活动。如果没有那么多成人协助，则可以带领全班幼儿依次在各站点开展活动。可根据所处的场地空间和幼儿人数决定这一部分如何进行。使用计时器来显示每个站点的停留时间。

• 荷叶跳跃：将荷叶图片（或垫子）固定在地上，幼儿双脚连续跳到荷叶上。尝试将荷叶摆放到不同的位置上，使它们之间的距离易于管理。至少设置一个具有挑战性的跳跃，起点的荷叶可能距离其他荷叶更远。

•玩具熊赛跑：这是一个接力跑的活动。幼儿排成一队，第一名幼儿拿着玩具熊，带着它跑到场地尽头，折返回来，然后把它传给下一名幼儿。这个活动的重点在于合作，因此每次只安排一个小组来进行，避免平行小组之间的比赛（这往往会鼓励竞争）。

•螃蟹走：我发现，对身处新科技时代的幼儿来说，像螃蟹一样走路越来越难了，幼儿缺乏上肢力量和耐力，这使得螃蟹走成为一项重要的活动。在这个活动之前，在热身活动中应专门指导幼儿模仿螃蟹的姿势（蟹式）。这是一个挑战站点，我已经听到有很多幼儿抱怨："这太难了。"由于上半身的肌肉耐力需要时间来培养，所以可以选择少花点时间在这个技能上或者做静止的蟹式动作来代替螃蟹走。

这节课可以通过不同的活动站进行调整：袋鼠跳，豆袋跑，将彩色胶带粘贴在地上并沿着它用脚跟—脚趾的方式保持平衡地走路，或者马步跑。使用任何你觉得有用或可用的材料。谨记，在之前的活动中评估幼儿的动作发展水平，有助于你决定如何对活动进行调整。

挑战

把椅子放在幼儿的对面。告诉第一个奔跑者把玩具熊带到椅子那儿，把它放在上面，折返跑回来，然后跟下一个奔跑者击掌，让他跑过去把熊救回来。无论如何都要尝试一下这个步骤，我保证大家会玩得很开心。

活动结束

播放《企鹅之歌》（*Penguin Dance Chant*）。注意：这首歌很容易听上瘾哟！我喜欢它温和的节奏。听这首歌，并跟着一起唱，能让幼儿从活动的状态中停下来，得到休息。你所要做的就是跟着歌词示范相应的动作。

给低龄幼儿的建议：在播放音乐之前，先简短地练习一下这首歌中所描述的动作。这首歌可能会让幼儿笑起来。

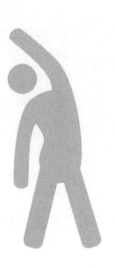

活动 ⑭ 平衡

你可能会惊讶地发现，对于 3—4 岁的幼儿来说，动作发展的一个里程碑是能单脚站立持续 5—10 秒。能做到这一点的幼儿也能成功地上下楼梯。

在这个活动中，幼儿将学习如何使一个物体和自己的身体保持平衡。

材料准备

- 可以坐的垫子
- 每名幼儿一个豆袋
- 胶带或某种类型的平衡木
- 自制摇摆板

活动开始

唱一首问好歌。请幼儿围坐成一圈，告诉幼儿："如果……，你就站起来。"如果这句话适用于班级的幼儿，他们就会直接站起来，然后坐下。示例如下。

- 如果你穿着红色的衣服，请站起来。
- 如果你穿着运动鞋，请站起来。

- 如果你喜欢苹果，请站起来。
- 如果你有一个弟弟，请站起来。
- 如果你有一个姐姐，请站起来。

热身活动

选择一些你在其他课上尝试过的热身活动。热身活动的目标之一是通过重复练习来提升不同的技能。

活动 • 豆袋平衡

给每名幼儿一个豆袋。示范把豆袋放在身体上，并保持平衡，使其不掉下来的方法。"你能让它在你的手上不掉下来吗？你能让它在你的头上不掉下来吗？你能让它在你的背上不掉下来吗？你能让它在你的脚上不掉下来吗？"

活动 • 平衡木障碍活动

使用胶带、平衡木、浮力棒或泡沫垫创设一个关于平衡的障碍活动。大胆发挥想象力。

活动 • 摇摆板练习

你可以自己制作一个摇摆板。使用一根游泳用的圆柱体浮力棒，在上面放一块结实的多层硬纸板。帮助幼儿一个一个地踩到纸板上，双脚放在浮力棒的两边，来回摇摆。在该活动中，一定要保护好幼儿。

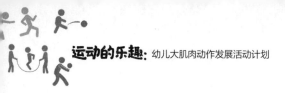
活动结束

唱一首告别歌结束活动。

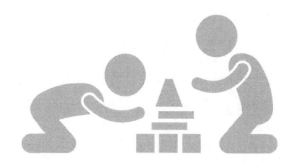

活动⑮ 踢

该活动主要介绍如何踢球。本次活动热身的重点在于伸展和活动双腿。观察幼儿如何表现出踢球的动作技能。他们能把一只脚放在球上吗？如果这对他们来说较为困难，那么就在之后的活动中继续练习平衡技能。

活动准备

- 坐垫
- 为每名幼儿准备气球
- 纸团（每名幼儿一个）
- 顶部平坦的小的锥形桶（每两名幼儿一个）
- 泡沫球（如有）
- 球（每两名幼儿一个）

活动开始

让幼儿坐在垫子上，一起唱一首他们喜欢的歌曲。

热身活动

- 勾脚尖，绷脚背。
- 手指沿着腿向下走，倒数，然后将手指"跳"到脚趾上。

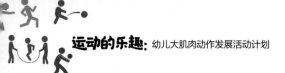
• 打开和并拢双腿。

• 向各个方向伸展身体。

• 先用一只脚站立，再用另一只脚站立。

• 单脚跳。

• 向前、向两侧、向后踢。

• 驴式踢：双手放在地上，把一条腿踢离地面，然后尽可能地把另一条腿踢离地面。

活动 • 控球技巧

解释并示范"轻轻地踢"的动作，用脚背轻轻颠球，让球向前移动，双脚交替踢；下一步，说"轻轻地踢，轻轻地踢"，使纸团在场地中移动；接着，说"轻轻地踢，轻轻地踢"，使气球穿过场地。

活动 • 小组的技能

把全班幼儿分为两个小组。最好每个小组都有足够的材料。例如，如果有 8 名幼儿，每组 4 名，在 1 号站点借助 4 个锥形桶来练习踢的技能，在 2 号站点用 4 个球来练习踢的技能。

站点 1：踢腿技巧。把一个泡沫球或气球放在一个小的锥形桶上，让幼儿把它踢开，然后换球，再尝试一次。

站点 2：控球技巧。每名幼儿一个球，尝试以下动作。

• 把一只脚放在球上。

• 把另一只脚放在球上。

• 把手放在球上。

• 坐在球上。

• 把球放在两只脚之间。

• 绕着球走。

• 把球放在两膝之间。你能夹球行走而不让球掉下来吗？

活动结束

选择一些简单的活动来伸展四肢。

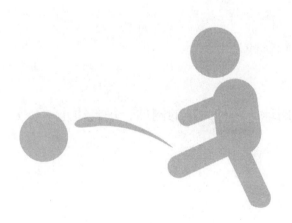

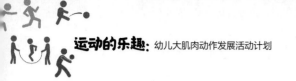

活动 16   灵活控球

通过展示并讲述 3 个不同的球开始本次活动，不要低估"活动开始"部分的重要性。然后，进行一个细致的热身活动。接着，通过一个独特的活动增强背部力量和耐力。最后，介绍一种以技能发展为主的接球方式，并注意将幼儿的挫败感降至最低。

材料准备

• 3 种尺寸（大、中、小）、不同材质（如塑料、泡沫或橡皮）的球

• 坐垫

• 小而轻的塑料球

• 胶带

• 训练用的网球（两种大小的网球，每名幼儿一个）

• 橡皮球

活动开始

首先，唱一首简短的问好歌来吸引幼儿的注意力。如果他们已经非常专注了，则略过唱歌环节，直接讨论你带来的 3 个不同大小、材质的球。

"哪个球最大？""哪个球最小？"在讨论了球的大小之后，

还可以讨论球的材质。泡沫球很容易被压扁，但弹跳性欠佳；橡皮球掉在地上可能会反弹。选两个球，把它们举起来，请幼儿猜一猜哪个球掉下去会弹得更高。先请幼儿预测，再演示。尝试比较不同的球，引入一些科学概念。

热身活动

- 深呼吸 5 次。

- 举起双臂，吸气。放下双臂，呼气。

- 盘腿坐在地上，伸出手指，模仿蜘蛛，让"蜘蛛"从你身边爬开，然后再爬回来，从你身边斜着爬，在不同的方向爬，重复几次。

- 双腿向前伸直，勾脚尖，绷脚背。

- 打开、合拢双腿，重复几次。

- 双脚向前，膝盖弯曲，跺脚。交替进行重重的和轻柔的跺脚动作。对于经常被告知要保持安静的人而言，制造噪音是很有趣的。

- 将双腿抬高成 V 形。持续一会儿。把脚放在地上。这个动作可以增强腹肌力量。

- 蟹式。手掌放在身体后面的地上，膝盖弯曲，双脚向前，提起臀部。

- 像螃蟹一样，两只手分别作钳状。这是练习投掷技能的一个很好的热身动作。

- 假装变大，越变越大，然后跳跃。

活动 · 吹气球

这项活动的目的是锻炼呼吸肌,同时增加脊柱伸展的时间。俯卧休息,手臂支撑在身体前面,这有助于锻炼耐力和提高肌肉张力。

把垫子摆成一个小圆圈。我把班级幼儿分成两组,每组至少有一名成人,以便每名幼儿都能参与。为每组准备 5—6 个小而轻的塑料球,但开始时只给每组一个球。

幼儿俯卧,用肘部支起手臂。告诉幼儿用嘴把球吹到对面的同伴那里。不要用手。想培养一群擅于思考的人吗?什么都不要告诉幼儿,请他们解决如何在不使用手的情况下将球移动到圆圈中心这一问题。

肌肉张力弱的幼儿往往会呈现松弛的姿势,躯干向前弯曲,缺乏力量。这些幼儿一点也不喜欢这个姿势,他们会尝试坐起来或仰面躺着。他们需要鼓励。

> **挑战**
>
> 把更多球放到圆圈中间。

确保每组的活动都从一个球开始。教师需指导他们把球吹向对面的人,对方再把球吹回来。

一定要让所有的幼儿都吹到了球。提醒幼儿,如果球飞出了圆圈,老师会把球捡回来。要尽量延长幼儿俯卧背伸的时间。

活动 · 弹起并接住网球

使用两种大小不同但颜色一样的训练用或初学者用的网球。这种球比普通的网球更柔软，弹跳速度更慢，非常适合幼儿使用。使用两种大小的球有助于使技能锻炼分层，给技能偏弱而需要更大目标的幼儿一个大球，给那些有能力应对挑战的幼儿一个小球。幼儿当然不知道这些。他们看到的只是颜色一样的球。

在你想让幼儿站立的地方粘贴上胶带。有时候，我还会将小胶带垂直贴在线上，为每名幼儿指定站立的位置，确保每名幼儿之间拉开一定的距离。这样，你花费在告诉幼儿该站在哪里或去哪里的时间就会减少，这也意味着你用于指导幼儿游戏和学习的时间会更多。准备是关键，不要低估准备工作会为提高你的活动效率带来的帮助。

示范如何将球举在胸前或腹前，然后把球扔下去，试着在它弹起来的时候接住它。训练用的网球具有适应幼儿平均身高的弹跳高度。

在幼儿开始抛球、接球之前，一定要提醒他们："球滚走了也没关系，把球拿回来，然后回到你的位置。"

挑 战

有的幼儿会觉得训练用的网球弹跳得太慢，太没有挑战性了，给他们提供常规的网球。提问："来，试试这个。使用这个球的感觉和你刚才用的球是一样的吗？还是不一样呢？"幼儿的注意力都在自己的球上，或是追着球跑，他们不会注意到谁拿了哪种球。

活动 · 滚球

这又是一个幼儿都很喜欢的活动。用胶带在地上贴两条平行线，两条线之间间隔90—150厘米。把幼儿分成两组，面对面坐在两条线上。在分配球或幼儿分散注意力之前，先解释一下这个活动如何进行。

让幼儿双腿打开成V形，制造一个接球的空间。在口头指导和示范后，给其中一条线上的每名幼儿一个球。

给接球手的口头提示："把手准备好，手指伸开。"

给滚球者的口头提示："看看你的同伴，确保他们在看着你。慢慢地把球滚进他们两腿之间的空隙。"告诉幼儿，可以在滚球前喊出同伴的名字，以确保他能集中注意力接球。

当你站起来捡拾散乱的球、观察幼儿技能发展情况的时候，要观察整个活动的进展。

活动结束

把球收集起来。唱一首告别歌，结束活动。

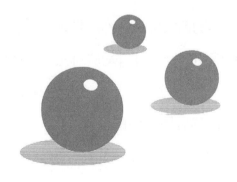

活动⓱ 投掷技能

大多数幼儿在两岁的时候就开始用手掷球。本次活动的目标是为幼儿提供有趣的、提高这项技能的机会。

材料准备

- 胶带
- 洗衣篮或类似的容器
- 折叠或卷起来的袜子（给每名幼儿至少提供 5 双）
- 豆袋（给每名幼儿至少提供 5 对）
- 8—10 个玩具熊、毛绒玩具或塑料瓶
- 目标（一个硬纸箱，纸箱上有不同大 小的洞）
- 威浮球 ①（数量至少是幼儿数量的两倍）
- 中等大小的健身球

活动准备

唱一首歌开始活动。

热身活动

- 站姿，做 5 次呼吸。

---

① 威浮球（Wiffle ball）：与棒球类似的一种球，塑料制成，有 8 个长型孔。——编者注

- 手臂向上伸展，指向天空，向下伸展，触摸脚趾。

- 手臂绕圈。双臂向身体两侧伸展，在空中绕小圈。

- 转动，轻轻转动手臂到一边，然后到另一边。

- 耸肩。

- 屈膝坐，先用力跺脚，然后轻轻地跺脚，重复几次。

- 变身旋转木马。屈膝坐，一圈圈地旋转（在平滑的地板上效果最好）。

- 蟹式。屈膝坐，手掌放在身后的地上，将臀部提起，保持几秒钟，重复。

- 变得越来越大，然后跳起来。

活动 · 投掷站

为站点设置明确的区域。将班级幼儿平均分配到不同的站点，每个站点由一名成人来指导。在地上用胶带或指示牌标明幼儿在每个任务中所站的位置。这可以避免你必须不断地给予口头提示，有助于保持活动的流畅性。首先，示范每个活动是如何进行的，引起视觉学习者的关注。

使用简单的语言指示。每个站点有一名成人指导是成功的关键。

- 下手投掷：提供一大篮已经卷好的袜子。指导幼儿每次拿起一个，低手把它扔进洗衣篮或类似的容器里。

- 击倒玩具熊：将玩具熊、毛绒玩具或空塑料瓶排列在一个不高于幼儿平均身高的平面上，在距离目标一米左右的地上画一条线。引导幼儿站在线上，把豆袋扔出去，击打玩具熊，在所有的豆袋都被扔出去之后，让幼儿把它们捡回来。再试一次。

·上手投掷：拿一个大的硬纸盒，在上面挖几个不同大小的洞，用任意主题装饰，请幼儿把威浮球扔进洞里。在纸箱下面铺一块毯子，这样可以最大限度地降低球滚远的风险。

活动结束

使用直径约一米的中等大小的健身球。这种大小足以让幼儿把它举过头顶，肘部伸直，双臂张开。

幼儿站成一队，双脚朝前。把球传给队列中的排头，让他面向前方并把球举过头顶传给后面的人，不要让球掉在地上。

以同样的方式把球传到队尾，再以同样的方式把球传回前面。

现在增加身体旋转的动作。面向前方，让幼儿在他们身体的左侧传球，从排头传到队尾。再请幼儿把球从身体右侧向前传递，一直传给排头。

试一试用一个小一点的球依次在腿下传递。其目标是帮助幼儿之间建立合作、协调的关系，提高身体灵活性并促进幼儿之间的沟通。

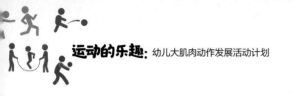

活动 **18** 接球

我不建议在一个活动中同时教授幼儿投掷和接球，它们是不同且复杂的技能。

为幼儿提供 3 项活动。"抛纱巾"侧重于探索，"滚球"侧重于练习选择，"投球和接球"侧重于通过重复来学习接球。

活动准备

- 坐垫
- 每名幼儿一条纱巾
- 胶带
- 万能球（每两名幼儿一个）
- 训练用的网球（每名幼儿一个）

活动开始

给幼儿展示所准备的材料。"你们猜一猜我们今天要做什么？"告诉他们，他们将学习接球。示范接球的步骤，然后说："看我把球举起来，向上扔，然后张开手，合在一起，接住球。"

如果幼儿成功地做到了，那么增加难度，让他们试着用一只手抛球并接住。我喜欢故意接丢一个球，以此鼓励幼儿不断追求进步，而不是要事事做得完美。

热身活动

• 做 5 次呼吸。

• 盘腿坐在地上，伸出手指，模仿蜘蛛在地上向前、向后行走，然后向两边和后面行走。

• 伸直双腿，勾脚尖，绷脚背。

• 打开和并拢双腿。

• 滚动身体。双膝弯曲，双脚向前并拢，双手放在身后的地上以支撑身体。然后慢慢地将双膝转向一侧着地，再转向另一侧着地。

• 假装吹一个气球。膝盖弯曲，双脚放在前面坐好。假装给气球充气，直到气球变得足够大，你可以轻轻地让后背着地。

• 变得越来越大，越来越大，然后跳起来。

• 双手合十，手指交叉，在空中写数字"8"。

活动 • 抛纱巾

每名幼儿一条纱巾。教师先示范，然后让幼儿试一试。"试着把纱巾抛向空中，在它落在地上之前抓住它。"这是介绍"接住"这个动作的好方法。除了球，还有一些其他的材料可以用于练习，它们下落的速度比球稍慢一些。

活动 • 滚球

先忽略腿部的动作，这样学习接球会更容易。请幼儿两两一组，面对面坐着。鼓励幼儿将注意力集中在自己的同伴身上。

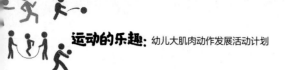
在地上粘贴胶带非常有用，这可以引导幼儿与同伴面对面坐着，而不会把时间消耗在让他们找位置上。在幼儿坐好之后，把球发给其中一排的幼儿。

给接球手的口头提示："把手准备好，把手指张开。"

给滚球手的口头提示："看着你的朋友，说出他们的名字，然后轻轻地把球滚向他们。"

活动 · 投球和接球

给每名幼儿一个大号的训练用网球。这种球的反弹有一定的延迟性，这就增加了幼儿接球的反应时间。而且训练用网球的弹跳高度对幼儿来说较为适宜。

语言提示："从胸部的高度投球。当球弹起时，双手并用地将它接住。"

活动结束

唱一首简短的歌曲结束活动。

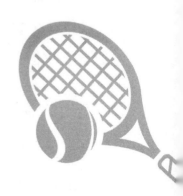

活动⑲　协调技能

这个活动很有趣！协调是一项复杂的技能，这个活动的重点在于模仿与探索。

材料准备

• 每名幼儿一个碰碰球（knock-knock balloon）

• 每名幼儿一根跳绳（没有塑料把手的跳绳更安全，我比较喜欢两端有结的棉绳）

活动开始

碰碰球，即一端连着一根橡皮筋的气球。你可以拿住橡皮筋，前后来回击打气球。在一群幼儿面前说"击打"这个词不太合适，这就是为什么我用了碰碰球这个词。

演唱一首律动歌曲。选择以下歌曲或你喜欢的歌曲：

• 《头、肩膀、膝盖和脚趾》（*Head，Shoulders，Knees，and Toes*）

• 《拍拍手》（*Clap Your Hands*）

• 《来吧，一起摇摆》

热身活动

重点关注协调技能。

• 双腿伸直坐好，勾脚尖，绷脚背。

• 双臂伸向外侧，用一根手指触摸鼻子，再将手指放回身体外侧；换另一侧做同样的动作。

• 手指作钳形抓握状，唱歌曲《小蜘蛛》。

• 两手的指尖对指尖，然后将手指张开、合拢。

• 屈膝坐好，双脚的脚跟并在一起。

• 双手和膝盖着地，假装是一只猫，学猫叫："喵。"试着抬起一只手臂，再试着抬起一条腿。提问："发生了什么？"

• 双手和膝盖着地，膝盖原地不动，双手不断向前，远离身体。这是平板支撑的基础姿势。

活动 • 碰碰球的自由游戏

示范如何使用这些气球。给每名幼儿一个气球，并与幼儿一起游戏。

语言提示："就像你在敲门""用拳头敲门"。

活动 • 跳绳

在学会基本的跳绳动作之前，跳绳并不容易。幼儿的发展目标是学习动作的顺序，不必强调是否能成功地跳绳。

指导：示范如何拿住绳子，把绳子放在身后，用双手拿住绳子的两端，将绳子翻过来（从身后放到身前），跨过绳子，重复以上动作。你可能需要手把手地指导幼儿。

语言提示："翻绳过头""迈步"。挑战："翻绳过头""跳跃"。再快一点。那些无法完成基本动作的幼儿可能会感到沮丧。悄悄地为能胜任的幼儿增加一点挑战性，这会降低一些幼儿因在集体中无法完成任务而感到挫败的概率。

活动结束

让幼儿集合在一起，唱一首歌，或者做"锻炼你的大脑"中跨越身体中线的活动（见附录一　样例和过渡）。

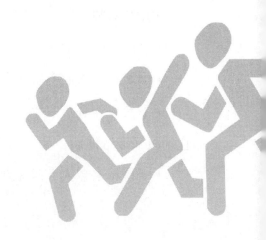

活动 20　让我们跳绳吧

这个活动非常适合幼儿初步学习跳绳，同时能够降低挫败感。协调地跳单绳对于 5—6 岁的幼儿来说是一个动作发展里程碑。

材料准备

无

活动开始

唱一首问好歌。

热身活动

· 伸直双腿坐好，勾脚尖，绷脚背。

· 打开、并拢双腿。

· 打开双腿。数一、二、三、四、五，直至手指碰触到脚趾。

· 并拢双腿。数一、二、三、四、五，直至手指碰触到脚趾。

· 蝴蝶式：脚底并拢坐好，膝盖上下扇动。

· 下犬式伸展：双手和膝盖着地，膝盖原地不动，双手向前走，直到腹部接触地面，然后双手向后走，做下犬式。

· 变得越来越大，越来越大，然后跳起来。

活动 • 跳绳

有一个你可以用来为幼儿确定合适的绳子长度的方法：把绳子放在地上，让幼儿站在绳子的中间，让他们把手柄拉到腋窝；如果手柄的顶端在他们的腋窝或在腋窝与肩膀之间，绳子就是适合的；如果手柄超过肩膀，那就是绳子太长了，应该换短一点的；如果绳子的手柄没到腋窝，那就是绳子太短了。

跳绳动作：

1. 站好。
2. 手臂向身体两侧伸展，与躯干成 45 度角，拇指向外。
3. 用前脚掌跳。

试一试：

1. 影子跳跃：单手握住绳子，在身体一侧甩绳子。
2. 慢步：两只手握住绳子的两头，将绳子放在身体后面，用手腕动作将绳子向前翻过头顶，跨过绳子，重复上述动作。
3. 慢跳：两手各持绳头的一端，将绳子放在身后，将绳子向前翻过来，跳过绳子，重复以上动作。

活动 • 集体跳绳

让老师或助教在地上拉一根长绳。如果没有长绳，把两根没有手柄的绳子绑在一起，形成一根长绳。

在地上轻轻扭动绳子。让幼儿排成一排，轮流跳过扭动的绳子。

活动 · 学习一首关于跳绳的歌

歌曲 1：《泰迪熊》（*Teddy Bear*）

泰迪熊，泰迪熊，到处跳。（跳）

泰迪熊，泰迪熊，摸摸地。（蹲下，摸摸地）

泰迪熊，泰迪熊，系鞋带。（单膝跪下，假装系鞋带）

泰迪熊，泰迪熊，看新闻。（假装拿着报纸）

泰迪熊，泰迪熊，就这么着吧。（假装打盹睡觉）

歌曲 2：《水手出海》（*A Sailor Went to Sea*）

一个水手去了大海，大海，大海。（交叉手指，用手臂做波浪起伏的动作）

看他能看见什么，看见什么，看见什么。（用双筒望远镜表演或用手做双筒望远镜假装看东西）

但是他看到的，看到的，看到的，

海底是深蓝色的大海，大海，大海。

活动结束

唱一首歌曲结束活动。

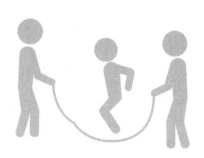

活动21　手指与手掌

让我们看看，做些什么活动可以增强手掌和手指的精细运动技能，这有助于提高书写能力。

材料准备

- 每名幼儿一张贴纸（上面有很多小贴纸）
- 画有心形的纸张
- 不同颜色的晒衣夹
- 盒子
- 一枚硬币

活动开始

以一个简短的小组讨论开始活动，讨论所有可以用到手掌和手指的方法。然后说："现在让我们动动手指。让每根手指都碰一碰大拇指；把大拇指向上指，再把大拇指向下指；双臂向两侧展开，用一只手的手指碰碰你的鼻子，换另一只手的手指碰碰你的鼻子。最后，抱抱你自己。"

热身活动

从"附录二　热身活动样例"中选择一个热身活动。

活动 · 墙上的爱心

给每名幼儿一张贴纸。在活动前，在纸上画出心形图案。把这些纸贴在教室四周的墙上，高度与幼儿头部齐平。让每名幼儿站在一张有心形图案的纸张旁边，把小贴纸一张一张地撕下来，贴在心形轮廓上。这使得幼儿可以反复练习抓握。同时，伸手够墙可以锻炼儿童的肩部肌肉力量。

活动 · 匹配晒衣夹

准备若干盒子，给每个盒子指定不同的颜色（用不同颜色的彩笔在盒子上做颜色标志或给每个盒子贴上不同颜色的纸片做标志）。把晒衣夹撒在地上。

向幼儿提出规则：一次只能拿一个晒衣夹。向幼儿强调这一点，因为他们往往会一次抓取尽可能多的东西。当幼儿拿起一个晒衣夹时，他需要找到与之颜色相匹配的盒子，用手指打开晒衣夹，然后把晒衣夹夹在盒子的边沿。重复此步骤，直到所有的晒衣夹都与盒子匹配成功。

活动 · 跨越中线

指导幼儿用一只手触摸身体另一侧的膝盖，交替进行。示范时请说"摸一摸"。

活动 · 集体传递硬币

幼儿站在地上的圆圈线上，一只手的掌心朝上。传递硬币时，将一枚硬币放在你的一只手掌中。握住硬币，把你的手翻转过来放在你旁边的人的手掌上，打开手掌，放下硬币。请幼儿重复这个动作，硬币就可以在大家的手中传递了。

活动结束

唱一首歌曲，结束活动。在歌曲中加入手势或挥手等动作，可以为活动增加一些难度。

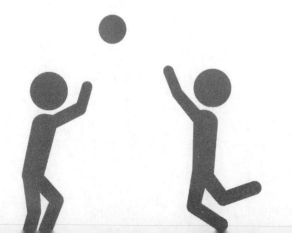

第八章　体育运动的活动计划

　　学前阶段是我们学习用身体进行各种活动的好时期。有些幼儿已经掌握了进行体育运动所需的动作技能，然而还有很多幼儿在进入学校之前必须发展动作技能。学前阶段幼儿不用承受游戏日（game day）或父母期望的压力，这是让幼儿对各种体育运动产生兴趣的好时期。此时体育运动的目标是建立自信和自尊，而不是向幼儿施加将赢作为运动目标的压力。

活动22 学习体育运动

　　该活动的重点是介绍什么是体育运动以及不同的体育运动之间的区别。这个活动涉及配对和识别技能，并引入了团队合作的概念，这也是学习如何与朋友合作的一项活动。

材料准备

- 坐垫
- 各种被一分为二的运动图片

活动开始

唱一首问好歌开始活动。

热身活动

　　找出利用所处空间进行跑步锻炼的最佳方式。可以绕着幼儿坐的地方跑一圈。如果空间有限，可以尝试原地跑。鼓励幼儿把手臂摆起来，把腿抬高。

活动 • 伸展运动

　　向幼儿解释，伸展就像轻轻地拉橡皮筋。在伸展时不应感到疼痛，但会感到轻微的拉伸。伸展运动对预防运动中的肌肉损伤非常重要。当幼儿在做伸展运动时，可开展以下活动。

- 向上看，向下看，向左看，向右看。

- 向上耸肩，向下耸肩。

- 活动手腕。

- 双臂向两侧伸展。

- 双臂举向天空。

- 将一只手穿过胸前，和另一只手相握；换相反方向重复上述动作。

- 向前一步，弯曲前膝；另一条腿重复上述动作。

- 一只手扶住墙壁，另一只手在背后抓住脚踝，膝盖弯曲。这会拉伸大腿前面的肌肉。另一条腿重复上述动作。

- 缓慢地弯腰，伸直膝盖，摸一摸脚趾。

活动 • 图片配对

在活动前，把你准备好的半张运动图片贴在教室墙上幼儿能够到的不同高度的位置。给每名幼儿另外半张图片，让幼儿找出与他们的图片相匹配的图片，从墙上拿下来，带回到座位上。

当所有的幼儿都找到了自己的匹配图片，让幼儿把两半图片拼在一起。然后请每个人在他们的位置上用创造性的动作来展示这个运动员做了什么运动。例如，一张篮球运动员的图片可能会让幼儿站起来，假装拿着篮球，跳跃，然后投篮。一张滑雪的图片可能会激发幼儿蹲下来，双臂分别伸向身体的一侧，假装踩着滑雪板下山。

活动 · 角落游戏

在教室的每个角落都放一张体育运动的图片，每个角落里的图片各不相同。让幼儿站在教室中间，教师说出一项运动的名称，让幼儿走、单脚跳、蹦跳或跳跃到代表这项运动的图片那里。重复这个活动，寻找不同的体育运动的图片。

活动结束

1.背对背：找一个搭档，背靠背地坐在一起，两人的手肘勾在一起，小心地站起来。

2.脚对脚：两名幼儿面对面，双腿伸直，两脚相抵。试着把脚一起抬到空中，再慢慢地把脚放到地上。

3.找一个搭档：搭档双方都用手臂做出 × 形。举起手臂，手掌打开，手指张开，和同伴击掌。然后放下手臂，保持 × 形。

4.集体加油：所有幼儿肩并肩站成一个紧密的圆圈，把手互相叠放在一起。数到三，把手放下，欢呼。

活动23 前足球技能（Pre-Soccer Skills）①

我更喜欢在户外踢足球，我会在天气好的时候开展这个活动。这个活动也可以在大型室内运动馆里进行。

材料准备

· 给每名幼儿一个多用途球

· 插有彩色旗子的锥形桶（告诉幼儿"去黄色旗子那儿"，比告诉幼儿去右边或去左边的角落更有效）

· 橙色或蓝色的胶带（用于标记幼儿站立的位置）

· 红色的"停止"标志，绿色的"通行"标志，黄色的"减速"标志

活动开始

唱一首问好歌，开始活动。

热身活动

让幼儿集合，围着场地慢跑，用锥形桶来标记场地的四个角。

---

① 前足球技能（Pre-Soccer Skills），此处借鉴了"前识字""前阅读"的概念，是幼儿进行的非正式足球运动的技能。不同于正式的足球运动，前足球运动对技能、材料、场地等的要求都根据幼儿的年龄发展特点和动作发展需求专门设计，其借鉴了正式足球运动对技能的要求和规则，发展幼儿的基本动作技能，帮助幼儿初步了解足球运动，建立兴趣。前网球技能、前排球技能、前跆拳道均作此解，不再一一注释。——编者注

坚持慢跑，直到大约一半的幼儿开始放慢速度或说自己感到累了。
这是科学的方法吗？不一定，但是有用。

　　集合和拉伸。做以下简单的站立伸展运动。

- 双臂向上伸展，指向天空，然后向下伸展，触摸脚趾。重复。

- 双臂向两侧伸展，向前向后做环绕运动。

- 上下耸肩。

- 踮起脚尖，然后脚跟回到地面。重复 5 次。

- 打开、并拢双腿。如果幼儿已经具备了基本的打开、并拢双腿的技能，可以把这个活动变成开合跳。

- 站立时两腿舒适地分开，弯腰，用左手触碰右脚。站起来，然后弯腰，用右手触碰左脚。

- 向前伸出一条腿，抬起这只脚的脚趾，双脚的脚底保持在地上。（这是一个拉伸腿筋和平衡的活动）

活动 · 控球

　　给每名幼儿一个球。请幼儿把球放在脚边，等待指令。教师示范并询问幼儿是否可以做以下动作。

- 把脚放在球上

- 把脚后跟放在球上，换腿并重复

- 将一只脚的脚趾放在球上，换脚并重复

- 把肘关节放在球上

- 坐在球上

·将双膝放在球上

活动 · 运球

教师边示范边说:"轻轻踢,轻轻踢。"让球停下来。

让幼儿练习。提醒幼儿这不是一场比赛,引导他们轻轻踢,慢慢地把球移到场地的另一边。

这在草地上更容易做到,因为草地会减缓球的滚动速度。在平滑的室内地板上,幼儿要花更多时间追逐他们的球,这会缩短用来发展技能的时间。

活动 · 红绿灯

玩"红绿灯"的游戏。如果你开展过上面那个活动,那么幼儿就已经知道了应该怎么做。

告诉幼儿,当看到"通行"的标志时,他们要轻轻地踢球,把球踢向你。当看到"停止"标志时,年龄较小的幼儿停下来,坐在球上。给年龄较大的儿童提出挑战,当教师出示红色标志并说"停止"的时候,请幼儿听口令,当你喊完"一、二、三"之后,他们要停下来,把一只脚踩在球上并保持平衡。

活动 · 开脚踢

让我们看看"轻轻踢"的反义词。先充分练习轻轻踢。如果空间允许,可以让幼儿放松一下。

让幼儿排成一行,把球放在他们的脚边。请幼儿听口令,当你喊完"一、二、三"之后，幼儿用尽全力把球踢进场地。为了安全，要确保所有的球都在场地上，幼儿才可以跑去捡球。

结束部分

重复热身时的拉伸动作，唱一首告别歌结束活动。

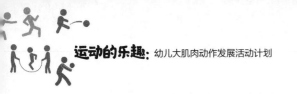

活动24 前网球技能

这个活动练习的是打网球所需的大肌肉基础动作，而不是用球拍击球的精细协调能力。

材料准备

- 自制纸球拍

- 训练用网球

- 一个普通的网球

- 一支网球拍

- 胶带

- 气球

活动开始

唱一首歌曲。

花点时间谈谈网球。对游戏的内容做简单的解释，帮助幼儿理解这个游戏。不是所有的幼儿天生就有运动的意识，也不是所有的家庭都会让幼儿在生活中运动。

拿出网球拍，问幼儿知不知道这是什么。"是的，这是一个网球拍。"

展示一个网球，问幼儿这叫什么。"是的，这是一个网球。"

问幼儿："这个球有什么特别之处呢？"让幼儿摸一摸、玩一玩网球，肯定幼儿的回答。"是的，看看它是怎么跳的。"

向幼儿展示你将使用的球。告诉幼儿，如果他们有网球课，他们可能会用到这些球。

热身活动

从拉伸手臂开始。

- 旋转手臂：双臂向两侧伸展，在空中绕小圈。
- 肘部碰膝盖：站立的姿势，用右肘碰碰左膝，再用左肘碰碰右膝。给幼儿示范，不用在意幼儿是否会混淆左右。
- 侧身伸展：双臂向上举过头顶，稍微向身体的一侧伸展。然后向另一侧伸展。
- 扫地：双臂向上举过头顶，然后用手臂接触地面，保持膝盖伸直。轻轻摆动手臂，从一边到另一边，做扫地的动作。

活动 · 一触即发

用胶带在地上贴出各种长度的线条。有条件的话，可以使用不同颜色的胶带，这或许有助于幼儿理解你的指令。

先画一条起跑线，然后在距离 1.5 米远的地方贴一条胶带，再在距离 2.5—3 米远的地方贴一条胶带，距离可依空间大小而定。

当你讲解的时候，一定要演示："当我说'一、二、三，开始'的时候，跑到第一条线（或说出胶带的颜色）那里，弯下腰摸一摸它，

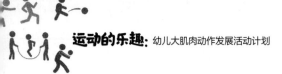

然后跑回起跑线。当我说'继续'的时候，跑到第二条线（或说颜色），弯下腰摸一摸这条线，然后跑回来。"

这种小学阶段会开展的训练活动能够很好地被转化为幼儿园的体育活动。

活动 · 拖着脚走

示范并说明如何在教室里拖着脚来回走动。给予语言提示："走一步，滑一步。"重复若干次。

活动 · 纸球拍

我自制的纸球拍用了差不多5年的时间。制作方法是拿一个厚纸盘，在纸盘中间切开两条平行线，将一根中等大小的棍子借助切割的平行线固定在盘子上，球拍就做好了。用胶带固定，这会使球拍更耐用。

给每名幼儿一个纸球拍，教幼儿如何用球拍把球滚起来。指导他们尽可能地把球控制在自己身边，使用"控制"这个词。

再次集合。请幼儿握住球拍柄，把球拍端平，尽量使球在球拍上不掉下来。

> **挑战**
>
> 如果有一半或一半以上的幼儿已经掌握了这项技能，可以让幼儿用纸球拍托球走。

活动 · 纸球拍和气球

这是一个很好的协调活动，通过专注于连接球拍和目标物来发展前网球技能。在这个活动中，目标物是气球。

"我们每人都会拿到一个气球。当我说'走'的时候，试着用球拍轻轻拍一下气球。"

"我们能做些什么来保护身边的伙伴呢？我们可以观察场地，看看自己可以使用的空间，以确保我们只是在拍自己的气球。"（注意引导幼儿观察周围场地，以免拍气球的时候伤害到旁边的同伴）

活动结束

挑战

如果班级中有一半或一半以上的幼儿能很好地掌握这项技能，那就试着引入"球网"来增加挑战。把两个锥形桶分别放在场地的两边，用有颜色的胶带把它们连在一起，把场地分成两部分。把班级幼儿分成几组，给每组一个气球。告诉幼儿需要从胶带上方把气球拍给他们的同伴。在一个人多的班级中，这可能会显得很局促。尝试一下，你可以根据需要切换到不同的场地或终止活动。让更多的成人来协助有助于活动的顺利开展。

• 双臂向两侧伸展，拇指向上、向下移动；肘部弯曲，双手手指交叉，紧握在胸前。

• 将双臂向两侧伸展，然后拥抱自己，说"我爱我自己"。重复这个活动，可以在拥抱时，将另一只手臂放在上面。

• 唱一首歌曲结束活动。

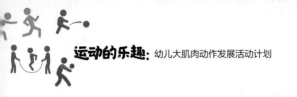
活动25　前排球技能

你可能会注意到这个活动和之前的活动很相似。当幼儿认识到他们已经练习过某个技能时，重复练习会建立动作记忆并增强幼儿的自尊心。

材料准备

- 排球或排球图片
- 气球
- 坐垫
- 网、胶带或带绳子的锥形桶

活动开始

让幼儿围坐成一个圆圈。你先不说话，夸张地把一个气球吹起来，然后放开气球，让它在教室里嗖嗖嗖地泄气。有90%的可能性，全班幼儿的注意力立刻就会被抓住。

展示排球或排球的图片。简单地将它与其他球进行比较。

提示：一个简单的游戏说明就足够了，说明打排球是一群人站在高高的球网的两边，用手把球击打给对方。

即使是柔软的训练用排球摸起来也会很硬，初学者最好先使用气球。

热身活动

打排球需要手臂的力量和协调性。尝试以下这些热身活动。从坐姿开始。

• 唤醒身体：轻轻拍打或触摸脖子、肩膀、手臂和腿。

• 手指模仿蜘蛛：盘腿坐好，让手指在身体前面的地上往前爬，在保持屁股着地的情况下尽量爬得远一些，然后让手指往回爬。手指向右侧爬，然后向左侧爬。重复。

• 蟹式：膝盖向前弯曲，双脚放在地上，双手放在背后，掌心放在地上，把臀部从地上抬起来，维持数秒，臀部落回地上。重复。

• 用力地、轻柔地跺脚：坐好，双脚在前，膝盖弯曲，双脚交替在地上跺。先用力地跺，然后踮起脚尖轻轻地跺。重复。在开始下一项活动之前，一定要以轻柔的跺脚结束。

活动 • 漂浮的幼儿

与幼儿谈论普通的充气气球和氦气球之间的区别,并进入活动。

• "我用嘴里的空气把气球充满。"

• "如果用另一种被称为氦气的气体把它充满呢？"

• "气球会发生什么？"

• "你见过生日派对上飘起来的气球吗？"

• "让我们假装身体里充满了氦气，在房间里飘来飘去。"

• "当我碰到你的头，或喊出你的名字时，你要'呼'的一声爆掉，落到地上。"

• "当你落到地上后，请在那里等待，直到所有的气球都被爆掉，落到地上。"

活动 • 大气球

让幼儿围成圆圈站好，手拉手。"我们将变成一个巨大的气球。让我们走到圆圈的中间，尽可能地靠近彼此，注意要一直牵好手。然后让我们把自己（假装是气球）吹起来，假装把空气吹进我们的大气球中。"

当幼儿轻轻噘起嘴吹气时，慢慢地后退，直到每个人的手臂完全张开。然后像气球一样弹起来，轻轻地倒在地上。在这个活动中幼儿会非常开心。

活动 • 自由玩气球

用计时器设置一个时长为 5 分钟或更短的时间，让幼儿探索他们能用气球做什么。建议：使用颜色相同的气球，以避免幼儿之间为选择气球发生冲突。

活动 • 把气球当作排球

利用绳子（或胶带）和锥形桶做一个低矮的网，或者用胶带在地上贴一行，将场地分成两边。如果幼儿需要不断提示才能待在自己那一边的场地上，那么花点准备时间来标记位置是非常必要的。我好不容易才明白这个方法的重要性。

幼儿两两一组，分别站在场地的两边，相互之间轻轻地来回拍打气球。

活动结束

向幼儿展示一个团队能做到什么。大家围成一圈，一起喊出自己班级的名字，或者大声说："加油，队友！"

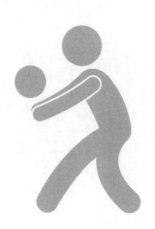

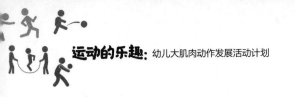

活动26 前跆拳道

　　我把这个活动作为一个范例，你可以选择任何运动或活动教授基本技能。我不是这项运动的黑腰带级别／段位，也不是任何段位。首先，从你的研究或个人经验中总结对武术的理解。例如，你可以说："空手道起源于日本，它专注于手部动作。跆拳道起源于韩国，有更多的脚法。这只是武术的两种类型。"告诉幼儿，自己并不是一个武术大师，我们正在一起学习。

材料准备

- 泡沫球
- 锥形桶
- 垫子
- 平衡木

活动开始

　　光脚是一种促进幼儿动作控制以及支持脚部感觉发展的方法。因此，我鼓励你光着脚来完成这个活动。

　　向幼儿提问："什么是尊重？""怎么做才能表示尊重呢？"你可以这样总结："说'请''谢谢'或聆听都是表示尊重的方法。"

　　"尊重在跆拳道中是很重要的，我们将把重心放在尊重、谦逊、毅力、自我控制和诚实上。在武术中，我们有很多方式可以表达尊重，比如鞠躬——双脚并拢，双手放在身体两侧，鞠躬。"我见过跆拳道五项原则的不同变体，所以请做一下相关研究并进行思考，最后决定你想要展示什么。

请幼儿面对面地向朋友鞠躬，双手放在身体两侧，身体微微前倾。

热身活动

请幼儿在场地内行走或跑步，让所有的肌肉活跃起来。我建议持续一到两分钟。观察幼儿是否有疲劳的迹象，在他们失去兴趣之前停下来。

坐下来。通过触摸来刺激脚的本体感觉。让幼儿轻揉或轻拍他们的脚底和脚尖一分钟。

活动 • 基本的跆拳道姿势

• 注意的站姿：双脚并拢站立，双臂在身体两侧垂直。

• 准备的姿势：双脚分开站立，双手握拳放在身体前面。

• 向前的站姿：一条腿在前，膝盖弯曲；一条腿在后，伸直。后面的手臂弯曲，前面的手臂在身体前方伸直，指向下方或前方。

挑战

喊出并示范姿势，然后把顺序打乱，在不同的姿势之间快速转换。然后试着在不做任何示范的情况下，仅喊出姿势名称，"注意""向前""准备""前踢"等，请幼儿做出相应的姿势。

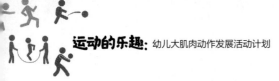

• 站立平衡：单腿站立。

• 前踢：将一只脚抬离地面，向前踢。

• 侧踢：将一只脚抬离地面，向一侧踢。

• 阻挡的姿势：双臂肘部弯曲，放在面部正前方。

根据幼儿的不同学习风格，提供每一种姿势的图片，进行示范以及口头语言提示。

活动 • 跆拳道站点

在每个站点的活动时间应尽量缩短，以保证幼儿的注意力始终保持在活动上，保证幼儿的安全。这个活动也很适合在家里做。

• 在垫子上翻跟斗：双手放在你前面的垫子上，头和下巴收起来，蹬脚，向前翻滚。

• 将泡沫球踢离锥形桶：为了安全起见，将泡沫球放在矮的锥形桶上，每个锥形桶旁站一名幼儿，让幼儿试着把锥形桶上的球踢掉。提示幼儿注意安全。

• 跳过平衡木：安全起见，刚开始时要使用柔软且低矮的平衡木或类似的物体。让幼儿轮流跳过平衡木。

> **挑 战**
>
> 侧向跳过平衡木或一块塑料泡沫。

活动结束

暂停和呼吸是武术中的一个重要部分。

盘腿坐在地上。"让我们闭上眼睛。用鼻子慢慢地吸气，用嘴呼气。尝试着尽量保持安静，不要在意你的朋友在你身边做什么。"

一分钟足以集中呼吸。一分钟后，一些幼儿会想继续保持安静，另一些幼儿则会动起来。

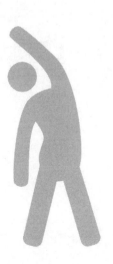

第九章　选择主题的活动计划

　　以下活动基于不同的主题，它结合了不同类型的活动和动作发展里程碑，同时融入某个特定的主题。主题可以与形状、季节、动物或数字等相关。

活动 27　圆圈游戏

希望这个活动会帮助你在有关形状的主题课程中加入运动元素。

材料准备

- 坐垫
- 豆袋
- 呼啦圈

活动开始

讨论形状。环顾教室的四周，让幼儿辨认不同的形状。例如，可以这样说："我在天花板的灯里看到一个圆形"或者"我看到一个长方形的门"。

热身活动

唱《公交车的轮子》这首歌。

活动・豆袋

根据场地情况，让幼儿围圈坐或坐在一条线上。确保所有的幼儿都能看到你。给每名幼儿一个豆袋。我喜欢自己制作豆袋。这并不难做，而且这种做法经济实惠。

然后说:"像我这样做。"

• 把豆袋放在手上,不让它掉下来。

• 把豆袋放在肩膀上,不让它掉下来。

• 把豆袋放在头顶上,不让它掉下来。

• 蹲下来,把豆袋放在头顶上,然后站起来,看看会发生什么。

• 把豆袋放在脚上,不让它掉下来。

• 把豆袋放在另一只脚上,不让它掉下来。

• 试着单腿站立。然后试试另一条腿。单腿站立时,把一只脚放在另一只脚的上面要比高高地抬起膝盖容易得多。

• 把脚尖抬起来,用脚尖在地上轻轻地敲几下。

• 把脚跟抬起来、放下,重复几次。

活动 • 自由玩呼啦圈

在分发呼啦圈的时候,说说它们的形状。"这是什么形状呢?它是正方形的吗?它是三角形的吗?它是圆形的吗?"给予幼儿大约5—7分钟的自由探索呼啦圈的时间,然后开始下一个活动。观察幼儿,看他们是想要更充裕的时间还是想尽快结束活动。什么时候结束活动?当有一半幼儿到处乱跑而忘了活动任务时。

活动 • 让我们用呼啦圈试一试

看看用呼啦圈可以做哪些事情。说:"试一试,看看会发生什么?"

• 步行穿过呼啦圈。

- 在手臂上转动呼啦圈。
- 在腰上转动呼啦圈。
- 在一旁让呼啦圈快速旋转。
- 让呼啦圈在一只手臂上摆动，然后在另一只手臂上摆动。
- 让呼啦圈在腿上摆动。
- 将呼啦圈放在地上，把豆袋扔进圈里。

活动 · 玫瑰花环

把一个大呼啦圈放在地上。幼儿绕着呼啦圈站成一圈，手拉手，边走边唱《玫瑰花环》。当唱到"倒下"这个词时，放开手坐下来。尝试用正常的节奏唱、用慢节奏唱，然后在快速绕圈的时候尝试快节奏唱。

玫瑰做的花环，满满的都是花。
哎呀！哎呀！我们都倒下！

活动结束

《老约克公爵》（*The Grand Old Duke of York*），是一首大约在 1912 年诞生的民歌。一边听歌，一边和幼儿行进走。

噢！老约克公爵，
他有一万手下。
他让他们行军到山顶，
再行军到山下。

当他们上山，他们在上面。

当他们下山，他们在下面。

当他们走在半道上的时候，

他们既不在上面，也不在下面。

活动28　"下雪吧""滑冰吧"

这个活动在冬天是最受欢迎的，特别对于生活在会因为天气过冷而限制户外游戏时间的地方的幼儿来说。

材料准备

- 坐垫
- 纱巾
- 与脚大小相当的长方形蜡纸（wax paper）

活动开始

幼儿喜欢成为积极的参与者。问问他们冰和雪是什么，是否看过或参观过滑冰场。给他们看一张滑冰的照片。

热身活动

在与幼儿共处一段时间后，偶尔我会跳过介绍环节，直接进入热身活动。如果这个活动开始的时间推迟了，或者我预计完成下面的活动要花更多的时间，尤其需要这么做。

- 做一个双手穿过身体中线的动作："扭成椒盐卷饼（pretzel）[①]。"

---

① 椒盐卷饼（pretzel）也称蝴蝶脆饼，形似一个蝴蝶结。——编者注

• 当站立时，勾脚尖，绷脚背。

• 打开、并拢双腿。

• 屈膝坐好。交替抬高双腿，然后将双腿同时抬高成 V 形。

• 坐在地上，双手放在身后的地上，弯曲膝盖，将臀部向上抬起，做蟹式动作。大声地数出"一、二、三"，将臀部落回到地上。

• 四肢着地，跪在地上。

• 做猫式和牛式。跪姿，双手放在地上，当低头向下看时，背部向上拱起。当抬头向上看时，将腹部往下。

• 趴在地上，假装趴在雪橇上。抬起手臂和腿，短暂地保持这个姿势，然后回到趴着的姿势，休息一会儿。重复一遍。

活动 • 下雪吧

这是用纱巾自由舞蹈的时间。选一首冬天的歌，比如《下雪吧，下雪吧，下雪吧》（*Let It Snow，Let It Snow，Let It Snow*）。选择不具有文化敏感性并适合所有人的通用歌曲是很重要的。

如果没有纱巾，那就用纸做雪花，让幼儿和雪花一起跳舞。可以在活动前和幼儿一起做一些雪花，将剪雪花作为一个锻炼精细运动的任务融入课程当中，然后在本活动中让幼儿借助雪花做大运动的舞蹈动作。

活动 • 雪人

假装地上到处都是雪（纸雪花），向幼儿展示如何"制作雪人"——躺在雪里，同时张开双腿和双臂，再并拢双腿和双臂。

幼儿自由玩雪人游戏。

活动 • 徒步去滑冰场

告诉幼儿该排队了，一起眺望被大雪覆盖的大地。告诉幼儿大家将在大雪中跋涉，他们的腿会慢慢陷进雪里。

示范动作，然后请幼儿一起做：弓步，单腿向前迈一步，后腿膝盖触地，然后换一侧重复这个动作。

口头提示："向前迈一步，后膝盖着地。"或者简单地说："向前，着地。"

为了让去滑冰场的旅程变得更有趣，可以在行进的过程中跳过一个"裂缝"。裂缝是冰川或地球上敞开的、深深的缝隙。"你知道'裂缝'吗？""现在，跳！"

不要低估幼儿的能力。记住，你也要尽己所能这么做，这就是最好的示范。

活动 • 滑冰

用蜡纸剪出一个幼儿鞋子大小的长方形。就像学滑冰一样，在这个活动中双脚要一直在地上。首先，在每只脚下面放一张蜡纸。在光滑的地上（不能使用地毯）

挑战

如果幼儿把两只脚都放在蜡纸上，可以轻轻地拉着他们，让他们试着穿着蜡纸"滑冰鞋"转弯、滑行或旋转。

滑动。提醒幼儿滑冰不是走路，而是滑动。

缓慢的华尔兹或其他缓慢的音乐可以激发幼儿思考并尝试完成这项任务所需的滑动步骤，也能让幼儿平静下来，帮助幼儿集中注意力。

小提示：告诉幼儿另一种滑行方式，即一只脚踩在蜡纸上，另一只脚离开地面。如果他们发现每只脚都踩上蜡纸会太滑或太困难，这是一个很好的技巧。

活动结束

请选择任意一首关于冬季的歌曲。我最喜欢的是下面最后一首歌，因为幼儿可以将他们滑过的蜡纸揉成雪球玩起来。让幼儿排成一排唱这首歌。当这首歌唱到"现在扔"的时候，让所有的幼儿朝你扔雪球。最后把纸雪球收起来扔掉。

歌曲《冬天到了》（*It's winter and You know It*）伴着《如果感到幸福你就拍拍手》（*If You're Happy and You Know It*）的曲调。

冬天到了，该滑雪橇了。

冬天到了，该滑雪橇了。

现在是冬天，正是这个季节。

我们不需要更好的理由。

冬天到了，该滑雪橇了。

歌曲《把你的右手套收起来》（*You Put Your Right Mitten In*）伴着《变戏法》的曲调。

把右手套放进来，

把右手套拿出去。

把右手套放进去，摇一摇。

来跳冬之舞，全身转个圈。

就这样吧！

用以下歌词重复上述曲调：

把左手套放进来……

把右靴子放进来……

把左靴子放进来……

把棉帽子放进来……

把防雪服放进来（或者是把整个身体放进来）……

歌曲《像雪花一样跳舞》（*Dance like Snowflakes*）伴着《雅克兄弟》（*Frère Jacqnes*）的曲调。

像雪花一样跳舞，像雪花一样跳舞，

在空中，在空中。

旋转，旋转的雪花。

旋转，旋转的雪花。

到处飘，到处飘。

歌曲《做一个雪球》（*Make a Snowball*）伴着《雅克兄弟》的曲调。

做一个雪球，做一个雪球。

扔雪球，扔雪球。

做一个雪球，做一个雪球。

扔雪球，扔雪球。

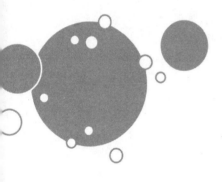

活动29 用手支撑

如果要我选择一个最重要的活动来发展幼儿的前书写技能，就是这个活动！幼儿需要更多机会来锻炼上臂和肩膀的力量。把手臂举过头顶，用手臂来爬行是一个很好的开始。

材料准备

• 用纸剪的手掌印

活动开始

幼儿围坐成一圈。首先简单讨论一下能用手做的所有事情，例如，可以用手来绘画、涂色、开门、梳头或者挠痒痒。

热身活动

唱一首歌曲，从"附录二 热身活动样例"中选择一个热身活动。

活动 • 墙壁上的手掌印

把剪好的手掌印贴在墙上高于或低于幼儿平均身高的地方。

让幼儿排成一行，沿着墙壁行走，用张开的手掌轻拍贴在墙上的手掌印。这有助于加强上半身的力量，因为在沿着墙壁走的过程中，保持手在肩膀以上的高度需要肌肉耐力。同时，这也有助于肩

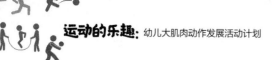

部肌肉组织的发展，提高前书写技能。

我本以为不值得花那么多精力去剪手掌印，走完一段墙后幼儿可能会觉得很无聊。但令我惊讶的是，幼儿很快就对它产生了兴趣，并且喜欢上了它，不断地跑到队尾要再玩一次。

活动 · 增强手臂力量

增强手臂力量，特别是肩膀的力量，需要双手参与的负重活动。肩部肌肉的发展是书写技能发展的基础。如果肩胛带没有稳定的支撑，书写耐力和书写技巧就很难得到好的发展。你可能见过因肩膀无力，幼儿在写字时手臂猛然倒向桌子的情形。这可能也说明幼儿铅笔抓握技能较差。幼儿移动手时所获得的感觉反馈，支持着幼儿书写所需的动作技能的发展。试试以下这些活动。

· 蟹式行走：腹部朝上，双手放在身后的地上，手脚并用地走到房间的另一边。

· 熊式行走：手脚着地，四肢伸直，弯腰成 V 形，走到房间的另一边。

· 尺蠖行走：俯卧，用双臂向前拉动身体，然后扭动着臀部和双腿向前。

> **挑战**
>
> 手推车行走。幼儿两人一组，一名幼儿把手掌放在身体前面的地上。搭档站在他身后，抬起他的脚，把他的脚放在自己臀部的位置。然后两人向前走，前面的幼儿只用手来走路。

· 驴式踢：双手平放在前面的地上，身体前倾，臀部向上。把一条腿从地上踢到空中，然后把那条腿放回地上。试试另一条腿。

活动结束

俯卧，将前臂和手都放在身体下方。这能使背部得到温和的伸展，这也是一个类似眼镜蛇的姿势。

保持这个姿势唱一首喜欢的歌。一些幼儿可能会说他们的胳膊感到酸痛，因为我们大多数人通常不会用胳膊做这类负重活动。

歌曲创意 1：《搓搓你的手》（*Rub Your Hands*）。"搓搓你的手，坐直，深呼吸，奥姆。"一遍又一遍地重复，这样你就可以在幼儿俯卧的时候唱几个段落，让幼儿听到"坐直"时俯身成一个更高的眼镜蛇姿势，继续唱，然后转换成坐姿来完成这首歌。

歌曲创意 2：围坐成一圈，唱《拍手歌》（*Clap Your Hands*）。这是一首充满活力、节奏轻快的歌曲。

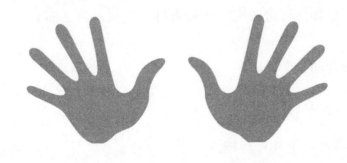

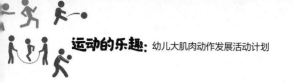

活动 30　像动物一样行走

幼儿喜欢看我像猴子一样行走，或像青蛙一样跳跃。看到成人像动物一样走路是一件新奇的事，我常常利用这一点来吸引幼儿的注意力。这个活动的优势在于很容易开展。

材料提供

· 动物的图片或毛绒动物玩具

· 胶带或平衡木

活动开始

让幼儿围成一圈，坐在各自的位置上。说说他们当天是如何到学校来的，是如何进入体育教室的，是如何到达某地的。走、跑、跳、蹦、坐车、骑自行车……

动物是如何行进的呢？比如青蛙、袋鼠、狗、猫。

热身活动

· 做 5 次呼吸。

· 双腿伸直坐好，勾脚尖，绷脚背。

· 盘腿坐在地上，用手指模仿蜘蛛，让"蜘蛛"从你身边爬开，然后再爬回来；爬向右边，爬回来；爬向左边，爬回来；爬向身后，爬回来。这个过程中要让幼儿挺胸抬头。

· 躯干翻滚。坐姿，膝盖向前弯曲，双手放在后面的地上以支撑身体。保持膝盖并拢，身体向一侧翻滚，触碰地面，然后再向另一侧翻滚，触碰地面。

· 假装自己是一个旋转木马。坐姿，膝盖向前弯曲，用脚和手不停地让身体转圈。

活动 · 像动物一样行走

清楚地标记活动场地，尽量减少口头提示和重复指导，以保持幼儿的注意力。

在每个站点放好动物图片或毛绒动物玩具作为视觉提示。

幼儿分小组活动，这样大家就可以轮流参与活动。使用口哨或其他声音来发出信号，各小组轮换到各个站点活动。

袋鼠跳：在地上画两条平行线，幼儿站在一条线上，跳跃到另一条线上。

猎豹奔跑：来回奔跑至少 1—1.5 米。让幼儿在奔跑的时候拿一个毛绒猎豹玩具，当他们回到起跑线时把它传给下一名幼儿，这会让这个活动变得更有趣。

猴子在平衡木上行走：我用的是一套结实的塑料平衡木，如果你没有购买平衡木的预算，就在地上贴彩色胶带替代。猴子会爬上树，

挑战

幼儿在平衡木上倒退行走。需要有一名成人负责保护幼儿。

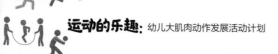
且走路时膝盖会弯曲。沿着平衡木侧跨步走，然后沿着平衡木用脚跟—脚趾的方式行走，把一只脚直接放在另一只前面。

活动结束

在我参加的一次会议上，有一群教师是格雷格和史蒂夫的粉丝。他们确实有很棒的歌曲，如《动物动作1》（*Animal Action* 1）和《动物动作2》（*Animal Action* 2）。

播放歌曲，一边示范，一边让幼儿按照歌曲中的提示做动作。

幼儿喜欢看到老师和他们一起学习，甚至可能喜欢看老师犯一两个错误。当幼儿看到成人犯错时，他们会意识到，自己也是被允许犯错并能从中学习的。

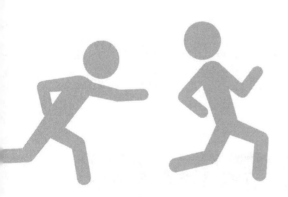

第十章　一起玩游戏的活动计划

有时我们只是想玩游戏。接下来的 5 个活动的重点是获得乐趣，同时也间接学习诸如数数、排序或识别数字的书写体等数学领域的内容。

活动 ③ 数字游戏

运动的同时也在学习。在游戏中添加数字元素是很容易的。"4个角落"游戏中"哪个号码会被叫到"及"应该走向哪里"会让幼儿感到兴奋。如果班级里的幼儿数量比较多，则应当在一个较大的空间里进行游戏，以保障安全。"数椅子"游戏能够锻炼幼儿识别数字的能力，"降落伞"与"大骰子"的活动将有氧运动与大声计数相结合。

材料准备

- 坐垫
- 1 个豆袋
- 4 个锥形桶
- 椅子
- 便利贴
- 降落伞
- 泡沫骰子（如果有的话）

活动开始

唱一首歌曲，然后玩一个简单的破冰游戏。幼儿围成一圈，依次把豆袋扔给每一名幼儿，让他们接住它，说出自己的名字，然后把豆袋扔回给你。

热身活动

双腿交叉坐着或者站立。双臂向两侧伸展，拇指朝下。保持拇指朝下，双臂在你的前面交叉成 × 形。肘部弯曲，双臂交叉放在胸前。保持几秒钟。重复两次，然后在附录二中选择一些你喜欢的热身活动。

活动 • 有数字的 4 个角落

给 4 个锥形桶分别标上从"1"到"4"的数字标签，将它们放在房间的 4 个角落里。把幼儿聚在一起，你喊出一个数字，让幼儿走到标有这个数字的锥形桶前。一旦幼儿理解了活动规则，让他们跑、爬或跳到贴有相应数字的锥形桶那里。

活动 • 数椅子

为班上的每名幼儿准备一把椅子，把椅子排成一行。在便利贴上写一个数字，注意便利贴上的数字不能重复。在每把椅子的背面贴一张便利贴。音乐响起时，让幼儿绕着椅子行走。当音乐停止时，幼儿停下来，找一把椅子坐在上面。当所有幼儿都坐下后，让他们告诉你他们所坐椅子上贴的数字。重新开始播放音乐，当幼儿跟着音乐走的时候，重新排列椅子上的数字。重复上面的玩法。

另一个选择是除了给椅子编号外，给每名幼儿一张写有数字的贴纸（每名幼儿获得的数字都不相同）。当音乐停止时，幼儿需要找到贴有与自己所持贴纸上的数字相一致的椅子。

活动 · 掷骰子

如果有彩虹伞和泡沫骰子，让幼儿抓住彩虹伞的边沿，教师把骰子放在彩虹伞的中心，请幼儿晃动彩虹伞，直到骰子掉到地上。让幼儿数一数骰子上的点数。重复进行。

活动结束

唱一首歌曲结束活动。

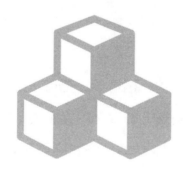

活动32 跟屁虫与音乐椅

如果你想了解幼儿的能力，那就选择这个活动吧。在玩"跟屁虫"游戏时，你可以先对某个动作技能进行示范，然后观察幼儿会做些什么。做观察笔记，找一些活动巩固那些需要练习的技能。

与我一起工作的幼儿园教师喜欢在玩"音乐椅"游戏的时候加入幼儿的名字，这个游戏可以帮助幼儿识别其名字的书写体。

材料准备

- 坐垫或椅子
- 便利贴

活动开始

"今天我们要玩一个有趣的游戏。让我来看看你会如何移动自己的身体，以及学习如何认识你的名字。"

热身活动

增强上半身的力量。

- 以5为单位呼吸：吸气时数5个数，呼气时数5个数。
- 做牛式和猫式：四肢着地，双手和双膝放在地上，抬头向上看，同时腹部往下；低头看向腹部，拱起背部。重复几次。

· 下犬式：双手和双膝放在地上，双手向前走，双膝原地不动，直到腹部接触地面，然后双手往回走，做下犬式。

· 蛇式：俯卧，前臂支撑上半身，像蛇一样发出嘶嘶声；整个身体趴在地上，用前臂支撑抬起上半身。重复两次。

· 蟹式：屈膝坐好，双手放在身后的地上，把臀部从地上提起来。唱首歌或倒数，"五、四、三、二、一"，鼓励幼儿保持这个姿势。

· 蹲下：双脚着地，膝盖弯曲，臀部放低，但不要碰到地面。

· 跳跃：蹲着说，"越来越大，越来越大，跳"，随着幼儿逐渐站直，身体垂直向上跳起来。

活动 · 跟屁虫

现在是时候集中大家的注意力了。如果你有一对猫耳朵，把它们戴在头上。这是一个模仿游戏，既简单又吸引人，可以让幼儿尝试多种动作技能。

做多种类型的动作，比如跳上跳下，让幼儿模仿你，然后问幼儿："你们能跳上跳下吗？"快速换成另一个动作："你能旋转吗？""你能轻敲你的头顶吗？""你能单脚站立吗？""你能踮起脚尖吗？"

如果你没有更多的动作了，就请另一名老师来帮忙。把猫耳朵给他，让幼儿跟着他做。不同的引导者会使班级能够模仿的动作更加多样化。

活动 · 音乐椅

这是一个非竞争版本的"音乐椅"游戏，幼儿和老师都很喜欢。这也是一个很好的跳舞时间，所有的幼儿都不会被淘汰。此外，还能让幼儿认识自己名字的书写体。

把椅子摆成一长排。在每把椅子上贴一枚写有幼儿名字的标签。说："当音乐响起时，绕着椅子走或跳舞；当音乐停止时，停止走路和跳舞，试着找到有你名字的椅子，然后坐在上面。"这个游戏中，我最喜欢播放的歌曲是《高兴》（*Happy*）。

活动结束

选择一首欢快的律动歌曲，也许是一首整天萦绕在你脑海里的歌曲。跟随这首歌曲尽情起舞吧，跳得又滑稽又有趣。

挑 战

一旦班级中 90% 的幼儿能轻松找到他们的名签，并随着音乐停止的提示坐在椅子上，那么请加大游戏难度。比如，引导幼儿短暂地离开椅子，让他们闭上眼睛数到 15，也可以让幼儿尝试做 10 次开合跳。还要让幼儿知道，当完成的时候，他们可以继续"音乐椅"游戏。在幼儿注意力分散的时候，可以把他们的名签移到别的椅子上。

继续"音乐椅"游戏。当音乐停止时，幼儿要找到自己的名签，坐在正确的椅子上。幼儿应该明白，他们的名签现在放在另一把椅子上。如果幼儿需要更大的挑战，请你的助手参与进来，在短暂的休息期间，让他们把一些椅子转向不同的方向。休息结束后，幼儿需要思考如何在音乐停止后坐到有自己名签的椅子上。

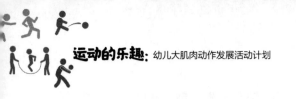

活动33 4个角落，推与拉，彩虹伞

该活动最好是在其他运动课程开展之后或者是当班级里的所有幼儿都聚在一起之后再进行。

活动前问问幼儿，敢不敢尝试"推与拉"的挑战，试试看会发生什么！活动结束后，幼儿会感到充满力量与自信。

材料准备

- 坐垫
- 4个锥形桶
- 大而结实的箱子或洗衣篮
- 一些毯子
- 彩虹伞
- 一个或多个泡沫球

活动开始

唱一首歌曲开始活动，可以唱《拍手歌》。

热身活动

幼儿围坐成一圈，做以下动作。

- 勾脚尖，绷脚背。

- 张开、并拢双腿。

- 倒着数数。手指从大腿"走"到脚趾，说"五、四、三、二、一"。

- 摆一个蛇的姿势。俯卧，肘部支撑身体向上，发出像蛇一样的嘶嘶声。

- 像鸟一样飞翔。俯卧，手臂和腿像鸟的翅膀一样张开，挺胸，保持这个姿势一会儿。重复。

- 摆出牛式和猫式。四肢着地，手和膝盖放在地上。当抬头向上看时，腹部向下靠近地面。然后，拱起背部，向下看腹部。重复几次。

- 做一个侧身伸展运动。盘腿而坐，将一只手臂向上伸展并够向相反的身体一侧。另一只手臂重复上述动作。

活动 • 4个角落

前面的活动中我们使用了带有数字的锥形桶。这个活动中仍然使用这4个锥形桶。如果你没有4个锥形桶，就用4个纸制标志。每个标志都标记一个数字（1、2、3或4）或一种颜色（蓝色、红色、绿色或黄色）。在房间的4个角落贴上带有数字或不同颜色的纸。

示范并解释。"看向我。"类似"看向我"这种指示语有助于幼儿养成自动注意指令的习惯。可以通过"用你的眼睛看向我"或"用你的耳朵听"

挑战

让幼儿跳、蹦或爬到角落。

153

这类指示语来鼓励视觉和听觉学习者。

说出一个数字或一种颜色，让幼儿小心地跑向与之匹配的锥形桶，等待下一个指令。教师说出一个新的数字或颜色。重复。

活动 · 推与拉

推拉是一种协调能力，它能促进肌肉群协同工作以操纵物体的能力的发展。

推箱子：在空箱子或洗衣篮里装上 5—10 斤重的东西；按照箱子的数量将幼儿分组，并让每组幼儿排好队；每队的第一名幼儿推着箱子穿过房间，到达房间的另一侧后转身，再把箱子推到下一名幼儿那里。

拉朋友：在我年幼的时候，我的哥哥总是坐在毯子上，然后我拉着他穿过房间。在活动中要使用结实的毯子或床单。

根据毯子的数量，将幼儿分组。如果有 3 条毯子和

> ### 挑 战
>
> 把幼儿分成两组，面对面站在教室两边。一组幼儿把加了重量的箱子推到另一组幼儿面前，另一组幼儿再把箱子推回来。这样做的目的是练习应对新任务的多个动作。

15 名幼儿，那么就分 3 组，每组 5 名幼儿。先进行示范和解说。

将毯子铺在地上。让一名幼儿仰面躺在毯子上，双脚朝向拉他的人。当他准备好的时候，拉的人要抓住他脚边的毯子边沿，拉着他穿过房间。平滑的地面最适合拉动。要让幼儿轮流当"车夫"和"乘客"。

活动 · 彩虹伞

彩虹伞有很多玩法。"保持简单"是我的座右铭。否则，你的班级可能会失控。

一开始最好是让大家围成一圈坐着。这有助于评估幼儿的合作能力，以及在游戏中取得成功的能力。还有助于防止幼儿由于太过兴奋而变得具有破坏性，增强幼儿对将要练习的技能的关注，并在团体游戏中建立自信。

> **挑战**
>
> 根据教师人数把幼儿分成2—3组。每名老师现在都将成为坐在毯子上的"乘客"。指导每个小组作为一个团队来拉他们的老师穿过房间。起初，一些幼儿会认为这是不可能的。然而，当他们成功地用毯子拉动成人时，这种感受是十分宝贵的。

幼儿围坐成一圈。老师说："请闭上眼睛，不要偷看。"这一细微的动作会让幼儿充满期待。打开彩虹伞，然后说："睁开眼睛！"

让每名幼儿用手握住彩虹伞的一个部分。

• 晃动：尝试着轻轻地上下晃动彩虹伞。停止，重复。这个活动会让幼儿非常开心。

• 爆米花：在彩虹伞中心放一个泡沫球，让幼儿把它晃出来。"一、二、三，晃。"继续添加更多的泡沫球，以增加难度。你可以在活动期间播放一首关于爆米花的歌曲。试着快速晃动，然后慢慢晃动，或者试着随着歌曲的节奏晃动。试试《爆米花》（*Popcorn*）这首歌吧。

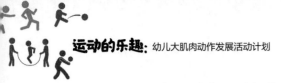

一旦幼儿在坐着的时候能够听从指令参与活动，那么可以让幼儿站着尝试同样的活动。

• 弹跳球：拿着彩虹伞站起来。让幼儿蹲下，然后迅速起身，举起手臂，注意，幼儿的手要始终拿着彩虹伞。这会让彩虹伞快速地产生一个圆顶形状。如果你把一个球放在彩虹伞的中心，然后让幼儿蹲下，迅速站起来，手臂向上举，球应该会直接飞到空中。

活动结束

调整注意力，做 5 次呼吸。吸气，数"一、二、三、四、五"，呼气，数"一、二、三、四、五"。

活动 34　情绪游戏

当观察到班级里有些幼儿之间发生了冲突，我就会开展这个活动。

材料准备

- 坐垫
- 几张情绪（快乐、悲伤、兴奋、疲惫）图片，每种情绪一张图片。
- 音乐

活动开始

让幼儿先围成一个圆圈。说："让我看看什么是紧张的样子。"幼儿会用手握拳，把脸皱成一团。说："现在让我看看什么是放松的样子。"幼儿可能会仰卧，放松肌肉。轮流喊出"紧张"和"放松"，幼儿听指令做出相应的样子，重复几次。

热身活动

试试跳"小鸡之舞"（*Chicken Dance*）。

活动 • 看、听、摸与连接

让幼儿围坐成一圈。向幼儿展示一张关于情绪的图片（比如表

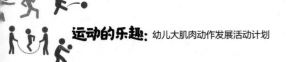

情符号）。问幼儿："这是什么呢？"提问时不要命名情绪。看看幼儿如何反应。然后播放一首体现这种情绪的歌曲，提问："你觉得这首歌怎么样呢？"这时让幼儿告诉你这种情绪是什么样的。继续提问："当你有这种情绪时你的脸和身体是什么样的呢？你会做什么呢？"

观察是一种视觉提示，聆听是一种听觉提示，感觉是一种触觉提示。看看下面是否有你可以在班级中运用的情绪示例。

• 高兴

视觉提示：展示一张笑脸的图片。

听觉提示：听一首快乐的歌，比如《高兴》。

触觉提示：以快乐的方式运动。提问："'快乐'在你身体里是什么样子的呢？"

• 悲伤

视觉提示：展示一张悲伤的脸的图片。

听觉提示：听悲伤的音乐，比如《没时间了》（*Running Out of Time*）。这首歌不是典型的儿童音乐，但它是一首忧郁的歌曲。

触觉提示：用动作或表演表现出悲伤时的样子。

• 兴奋

视觉提示：展示一张激动的脸的图片。

听觉提示：选择一种欢快的音乐，可以是一首爵士歌曲，比如《嘀嘎嘀嘎嘟》（*Digga Digga Doo*）。

触觉提示：用动作或表演表现出兴奋的样子。

- **疲劳 / 困倦**

视觉提示：展示一张困倦的脸的图片。

听觉提示：听一段音乐节选，如《双耳节拍》（*Binaural Beats*）。

触觉提示：躺在地板上，闭上眼睛，休息。

活动 · 选择一首积极的运动歌曲

听一首积极向上的歌曲，并在聆听歌曲的过程中加入与歌词相关的动作。与文森特·努尼斯（Vincent Nunes）一起上继续教育课的时候，我喜欢上了他的一首歌《没人会让我失望》（*No one's Going to Keep Me Down*）。这是一首有助于增强力量与适应能力的歌。

活动结束

最后的放松活动用比热身活动更慢的节奏，这样幼儿的注意力就会转移到拉伸和平静的活动上。

- 伸直双腿坐好，勾脚尖，绷脚背。

- 将一条腿从伸直坐的状态中抬起，然后放在地上，换另一条腿重复这个动作。

- 假装是一只球潮虫（roly-poly bug）①。仰卧，双臂和双腿在空中扭动。

- 做牛式和猫式。四肢着地，手和膝盖放在地上。当抬起头向

---

① 球潮虫（roly-poly bug），一种有很多足的、遇惊会缩成一团的虫子。——编者注

上看的时候，腹部向地面靠近。拱起背部，向下看向腹部。重复几次。

·用鼻子触碰地面。双膝跪在地上，双手放在地上，肘部弯曲，鼻子贴地；然后伸直肘部，用手臂将身体向上推。重复。

·滚动。平躺，身体像圆木一样左右滚动。

·摆出岩石的姿势。仰卧，把膝盖抱在胸前。

·呼吸。吸气，数到五；呼气，数到五。

·唱一首歌曲结束活动。

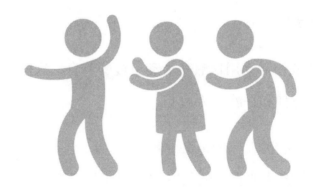

活动 35 我们的空间

这个活动对那些有时会撞到同伴的幼儿很有帮助。欢乐岛这个活动对这些幼儿来说将会是一个挑战，但该活动提供了一种安全的练习方式。注意：最后一首歌可能会在你的脑海里"停留"一整天。

材料准备

- 坐垫
- 纸盘
- 呼啦圈
- 纱巾
- 音乐
- 霍伯曼球

活动开始

让幼儿围坐成一圈，把霍伯曼球放在圆圈中间。谈谈个人空间以及个人空间意味着什么。打开和合拢霍伯曼球，展示拉伸和折叠的概念。告诉幼儿，当球打开的时候，试着像球一样伸展双臂和双腿，当球合拢的时候，弯曲身体，尽可能地缩小。重复几次。

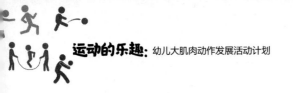
热身活动

· 拉伸和收缩：先变大再变小。

· 勾脚尖，绷脚背：伸直腿坐，腿在身前。

· 瓢虫，瓢虫，摸摸你的脚趾：手指呈钳形抓握状，从腿部跳到脚趾。

· 打开、并拢双腿：双腿伸直坐着，打开，然后并拢，把双腿之间的空间收起来。

· 跺脚：屈膝坐着，双脚放在地上，把脚重重地跺在地上，发出很大的声音，然后试着用脚轻轻地拍打地面。交替做使劲和轻柔的跺脚动作。

· 吹气球：通过呼吸和张开双臂假装让自己变大。

· 像鸟一样飞：俯卧，然后短暂地抬起双臂和双腿，像鸟一样飞。重复。

· 假装变大，变得更大，然后跳起来：蹲下，慢慢站起来，说"变大"，然后双脚向上跳起来。

活动 · 纸盘游戏

幼儿围坐成一圈，分给每名幼儿一个纸盘。

说："让我们尝试一下。你能用盘子碰一下你的膝盖吗？你能用盘子碰一下你的头吗？你能用盘子碰一下你的鼻子吗？你能用盘子能碰一下你的背吗？"

尽可能多地说出身体部位的名称，摸摸每个部位并说出它的名称。尽量说得具体一些，如肘部、肩膀、拇指、手腕、大腿上部、小腿、大脚趾、腹部。

活动 · 自由地跳舞

没有指令的时间是自由的，对幼儿来说尤其如此，因为他们一天当中的大部分时间都是由成人指导的。用计时器设置一个时间。请幼儿观察自己的个人空间，在音乐开始时，探索可以用纱巾做什么。"当音乐停止时，请不要动，等着听下一个游戏。"

活动 · 欢乐岛

音乐：《去热带！》（*Go Tropical!*）

把呼啦圈放在地上。

问幼儿："岛是什么呢？"当听到"四面环水的一片陆地"的回答时，给予肯定。

告诉幼儿每个呼啦圈都是一个岛。岛周围都是水。

示范一个飞行的动作，并说："当音乐响起时，假装自己是一只在岛周围飞行的鸟，像拍打翅膀一样扇动你的手臂。当音乐停止时，飞到一个岛上，站在里面，或者至少一只脚站在岛上。请共同使用小岛，让每个岛上容纳尽可能多的鸟。"

音乐开始，上下扇动手臂，绕着呼啦圈"飞行"。音乐停止，每名幼儿都找到一个呼啦圈，站在里面。一旦所有的幼儿都理解了游戏规则，在每次"飞行"过程中移走一个呼啦圈。他们会意识到，可供他们降落的岛变得越来越少，他们需要互相合作。这引入了减法的数学概念。

继续移走呼啦圈，直到剩下的岛刚好让所有幼儿一起安全地站在里面。

活动结束

《粘粘黏黏的泡泡糖》（*Icky Sticky Bubblegum*）是一首流行动作歌曲。假装吃一块泡泡糖：把泡泡糖放进嘴里，嚼碎之后放到手上。当你唱歌时，摩擦你的两只手掌。

粘粘黏黏的泡泡糖，泡泡糖，泡泡糖。
粘粘黏黏的泡泡糖，泡泡糖，泡泡糖。
它粘在了我的膝盖上。（把手放在膝盖上，假装粘住了）
我拉呀，拉呀，拉下它！（最后拉起来了，手是自由的）

重复播放这首歌，用身体的不同部位代替"膝盖"：

• 头

• 肚子

• 嘴巴（流感季节尽量不要选择这个部位）

• 鼻子

• 肘部

注意：这首歌可能会整日萦绕在你的脑海里。

附录一　样例与过渡

当你需要开展新游戏并且时间紧张时，可以使用下列活动。在这里，你能找到将动作与诗歌结合起来，以及将押韵的词语与动作结合起来的方法。此外，这里还包括一些可以演唱的动作歌曲、热身活动、精细动作控制技巧，以及有关跨越身体中线活动的讨论。

运动中的诗歌

我的双胞胎女儿所在的班级里有一个可爱的小男孩，他的口袋里装着一张纸，上面是他父母送给他的一首诗。他会把它拿出来，展开，看看它，然后把它放回口袋里。那张纸上的字对他来说很特别，即使他根本看不懂。当他在学校时，也许这张纸给了他安慰，让他想起了和父母在一起的日子。诗歌是激发幼儿热爱文字的好方法。

这个小男孩启发我去尝试一些新的东西，打破思维定式。例如，给幼儿大声朗读一首诗，并根据文字做相应的动作。试着改变姿势，站起来，坐下来，或者在地上打滚。

活动 · 选一首诗

找一首你喜欢的诗，想一想幼儿可以做什么类型的肢体动作来配合这首诗，如《当我是个宝宝的时候》（*When I Was a Baby*）。

每当我在课堂上读到它的时候,我都会笑起来,因为它讲的是打嗝,这是一个吸引幼儿、让幼儿感到惊喜的话题。

当读到这首诗中的"鼓掌"一词时,让幼儿拍手鼓掌。幼儿也可以站起来,坐下来,做出高兴或悲伤的表情来表现诗歌中的相应词语。当诗中说到母亲用舌头发出咯咯声的时候,这是一个用舌头发出声音的机会,这有助于发展口腔肌肉的控制能力,这也是语言习得和讲话的必备技能。

你可以通过添加动作或声音来改编任意一首诗。

活动 • 一首过渡诗

一个是给老鼠的。（保持低低的爬行姿势）

一个是给乌鸦的。（踮起脚尖,手臂向两侧伸展,像鸟一样）

一个是停下来的。（站着不动,一动不动）

一个是移动的。（原地慢跑,抬高膝盖）

活动 • 押韵

可以通过分解一个短语,甚至两个简单的押韵词,来替代诗歌。把它作为一个班级过渡环节或运动课的活动计划。

拿一个小的或中等大小的红色健身球,大小是幼儿可以伸直手臂用手抓住的。幼儿围站成一个圈,传球。传球的过程中始终保持双脚朝向圆圈的中心,转动身体,用两只手

> **挑战**
>
> 把球传给对方,手臂要举过头顶或藏在背后。

将球传给旁边的人。

说："红色的球转啊转，没有人知道它会停在哪里，一、二、三、四、五，停！"

简短甜美的动作歌曲

活动 · "自行车腿"

演唱或聆听歌曲《我有一辆小自行车》（*I Have a Little Bicycle*），躺在地上，双腿和双脚举在空中。手臂绕圈来做自行车运动，或者通过脚在空中打转的方式假装在骑自行车。

把双脚放在心脏和头部上方有助于血液循环。每次我尝试进行这类有氧运动，效果都让我惊讶。这肯定会增加你的心跳速度。讲一个小故事，让幼儿参与到这个活动中来，就像这样。

好了，跳上你的自行车，我们去兜兜风吧。

跟你旁边的朋友挥手。

我看到前面有个停车标志，停下来。

现在，过马路。

拉夫，拉夫，你听到我听到的了吗？拉夫，拉夫。

噢，一只吵闹的狗跑了。最好快一点。蹬车的速度再快一点。

哇，我们成功了。我们要上山了。

慢下来，在空中画个大圈。慢慢地蹬车。

我们在山顶，把你的腿向两边打开，骑车沿着山坡冲下去。

我们成功了！

活动 · "我们可以跳"

唱下面这首歌，同时表演动作。

我们可以双脚跳，双脚跳，双脚跳。

我们可以单脚跳，单脚跳，单脚跳。

我们可以拍手，拍手，拍手。

我们可以停下来，停下来，停下来。

我们可以摇头表示同意。

我们可以摇头表示不。

我们可以稍微弯曲一下膝盖，

慢慢坐下来。

活动 · "蟹式之歌"

我们是海边的小螃蟹。

在沙滩上玩，我们很开心。

看我们爬来爬去，

然后在蓝色的大海里游泳。

活动 · "摇动它"

摇一摇，摇一摇，摇一摇，

尽你所能地摇动。

像奶昔一样摇一摇，随便怎么摇。

滚到底部，滚到顶部。

转过去，转过去。

直到你让它停止。

慢下来：热身气功

不久前，我发现了一本关于气功的书。每天早上，我都要花 10 分钟进行有序呼吸和站立动作。手臂伸向天空，吸气。吸气时双臂向两侧伸展。吸气，踮起脚尖向上。呼气。这一系列动作甚至包括快速呼出一口气，冲着我面前的空气连打两拳。我决定让我班级的幼儿尝试一些动作。他们接受了，并且喜欢这样做，尤其喜欢向空中打拳来释放能量。

你可以尝试任何活动，并根据幼儿的特点进行调整。不必全部照搬，只需享受它，这项活动的受欢迎程度可能会令你惊讶。

精细动作的技巧

精细动作是随着练习各种类型的使用手指和整只手的活动而发展的。精细动作的发展有助于增强协调能力、感知能力和空间意识。我可以更具技术性，但前提是以下活动有助于最大限度地发展幼儿的动作与大脑。

尝试做一些大家都喜欢的精细动作。

• 流行管（pop tubes）[①]。这些是可以弯曲、伸缩的管子，也可以被组合在一起。

• 把一个小而轻的球放进流行管，让它沿着管道移动，从另一端出来。重复。

• 拉一根固定在墙上的绳子。

• 拿着蜡笔在纸上画画。

• 将干净的指甲油刷的顶部浸入水中，然后在黑板上"涂刷"。

• 用短的马克笔画画，以提高抓握力。

• 把纸放在画架上书写，这样手臂就会保持一个抬高的状态。

• 用安全剪刀剪纸。

• 尝试一些弄脏手的活动：玩泡沫、橡皮泥或剃须膏。

• 练习把胶带从桌子上扯下来：把胶带粘贴在桌子上，让幼儿把它取下来。

• 玩塑料镊子。

• 挤压滴管，将水从一个地方运送到另一个地方。

• 玩触感桌，这些桌子的托盘里藏着一些东西；寻找特定物体。

• 爬过隧道。

• 穿珠子。

• 用手拿着纸牌玩纸牌游戏。

• 在黑板上画画。

• 让幼儿参与餐点的准备，请每个人用安全的塑料刀切香蕉。

---

① 流行管（pop tubes），可翻译为"爆爆管"，是一种可伸缩的波纹管。拉伸这种管子时会发出清脆的声音。——编者注

·撕纸。

·抓住洗衣篮的把手，推着洗衣篮穿过房间。

锻炼大脑

可以利用大脑多个区域处理信息的能力来锻炼和发展幼儿的大脑。引入需要身体两侧积极参与的跨越身体中线的活动及表演会促进幼儿的学习。

教育领域的很多人都熟悉健脑操（Brain Gym），它被描述为全脑学习的简单活动。健脑操的创始人保罗·丹尼逊（Paul E. Dennison）和姬尔·丹尼逊（GailE. Dennison）称之为教育肌动学（Educational Kinesiology）。该技术的精髓集中在能量练习、伸展活动和中线运动上。

保罗·丹尼逊是一名教师，在20世纪70年代他意识到，那些在阅读方面有困难的学生总是单边行动。健脑操是为了让整个身体系统协调同步起来，以便更轻松地学习。换句话说，是为了协调两侧的大脑以进行更有效的学习。

对早期康复专家来说，将左右脑结合起来的想法并不新奇。在物理治疗方面，赫尔曼·卡巴特（Herman Kabat）博士在研究中强调了使用大脑两个半球的方法。20世纪50年代，卡巴特将他的康复方法建立在神经生理学研究的基础上。他采用螺旋和对角运动模式来促进肌肉发育，以达到预期的结果。

让我们回顾一下。大脑有两个半球，当成人的大脑一侧中风时，身体的另一侧会变得很虚弱。这只是中风所引起的脑损伤的类型之一，它表明神经通路会从身体的一边传至另一边。物理治疗师在一个人神经系统的恢复期间使用跨越身体中线的活动。运动不是线性的，这就是为什么肌肉群的运动是按对角模式进行的。

当幼儿在做跨越身体中线的活动时，他们会将手臂或腿伸到身体的另一边。这种身体的斜向运动可以促进神经系统的发育。自发跨越身体中线被认为是发育的里程碑，通常幼儿在八九岁的时候可以完全做到。

跨越身体中线的方法

以下是一些我最喜欢的挑战神经通路的方法，能鼓励幼儿达到动作发展里程碑，并成功地使用策略以完成跨越身体中线的动作。

•肘部对着膝盖：在右手或右侧肘部贴一张贴纸，在左膝上贴另一张贴纸，让幼儿把两张贴纸碰触在一起。然后将没有贴纸的左胳膊和右膝盖碰触在一起。

•传球：站成一圈或坐在长凳上，从右向左把球传给你旁边的人。站或坐着不动，只使用手臂来传球。

•背靠背传球：两名幼儿盘腿坐着，背靠在一起，一名幼儿把球从他的右边传到同伴的左边，背部始终要靠在一起。重复几次。

•给自己一个拥抱：肘部在胸前，双手搭在相反的肩膀上，形成 × 形。

•在空中画一个"8"：在空中画出数字 8 的形状。试着每只手都画一个"8"。然后双手合十，用双手假装抓起一支画笔，在空中画一个大大的"8"。

· 在黑板上画一个无穷大的符号（横向的"8"字），这样你的学生可以在空中画出它。

· 爬行：可能不需要跨越身体中线，但爬行需要协调身体两侧的手臂和腿一起向前移动。

· 躯干扭转：坐着或站着，让手臂自然下垂，从一边到另一边扭转你的身体。

活动结束

儿童电视节目主持人罗杰斯先生（Mr. Rogers）总是在演出结束时唱同一首歌，这是他标志性的告别，当我们听到这首歌时，我们就知道是时候离开了。

口头禅和可爱的歌曲会留在你的脑海里。玛丽·弗莱奥（Marie Forleo）是一名互联网公司的教练，她的在线视频非常受欢迎。在每个视频的结尾，她都以自己的宣言来结束："继续追求你的梦想。"她每次都这么说，她的观众在持续观看，数量也在不断增长。

你可能会联想到一些你每天使用或听到的朗朗上口的曲调或短语。我发现自己每天都在使用自己的结束语，这是自然而然的。孩子们很快就适应了。如果我忘记说结束语，他们总会提醒我。他们让我更加确信使用一个好的结束语的重要性。另外，我们似乎很容易听到这样的话：

"谢谢你加入运动，

你永远不知道接下来我们要做什么，

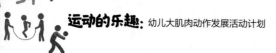
下次见。"

每次幼儿离开我的课堂时，我都会说这句简单的话，在活动结束时，全班幼儿会大声说出"下次见"。你可以使用自己的结束语，用一个有趣的、可预测的方式来结束一个活动。

在本书的结尾，我想说，请享受实现这些想法的乐趣。探索什么对你以及幼儿来说是最为有效的。根据需要调整或复习活动，发明创造新的活动。首先要有一个结构，同时要兼顾灵活性。记住，你有这本书！

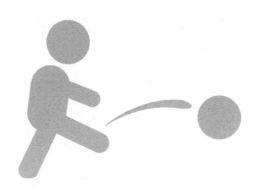

附录二　热身活动样例

坐姿热身

更大，更大，跳：膝盖弯曲，下蹲，但不要碰到地面；一边说"更大"，一边慢慢地伸直膝盖，最后双脚跳起来。

假装吹气球：坐在地上，膝盖向前弯曲，假装握着一个气球，然后把空气吹到里面，并逐渐向两侧伸展手臂。一旦手臂完全伸展，就轻轻地摇摆或靠地"倒下"，膝盖缩向胸部。

旋转木马：坐在地上，膝盖弯曲，双脚放在前面的地面上，通过手和脚让身体一圈又一圈旋转。这在光滑的地面上效果最佳。

猫式：把膝盖和手放在地上，然后像猫一样拱起背部，向下看向腹部。

数到脚趾：双腿向前伸直，用手轻拍大腿，从上到下直到脚趾。边拍边数数。

牛式：膝盖和手放在地上，腹部朝下，向上看。像牛一样哞哞叫。

蟹式：膝盖向前弯曲，双脚放在面前的地面上；双手放在背后，手掌放在地面上；把臀部从地面上提起来，保持几秒钟，臀部落回到地上。重复。（向前伸展手臂和手指会拉伸肩膀，但是在背后伸展，就像在该活动中这样，肩膀会拉伸得更充分）

下犬式：脸朝下，手和脚放在地上，手和脚相隔要足够远；让

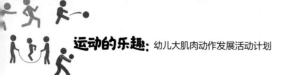

臀部升到空中，身体形成一个 V 形；把头垂在两臂之间；脚跟抬起或接触地面。

倒立行走：这是一个低阶版的平板支撑动作。跪在地上，双手和膝盖放在地上；双手逐渐向前，距离膝盖越来越远，然后双手往回走。重复。

像蛇一样发出嘶嘶声：俯卧，抬起头，不要用手臂或前臂支撑身体，这样可以伸展背部，发出嘶嘶声。

瓢虫，瓢虫，摸摸你的脚趾：坐好，腿向前伸直，手指呈钳形抓握，从大腿上部开始，慢慢地向下跳，直到碰到脚趾。每跳一下，就说"瓢虫，瓢虫，摸摸你的脚趾"。

做一个三明治：坐好，双腿张开成 V 形，假装你身前两腿之间的空间就是桌子；把手伸到身后，假装一个一个地拿起做三明治需要的配料；现在，用手在面前的"桌子"上做三明治，边做边解说动作。不要忘记用双腿做出挤压果酱和切三明治的动作，这会带动大腿内侧肌肉的拉伸。

双腿张开，并拢：张开双腿成一个 V 形，然后合上。当移动双腿时，相应地说"张开"和"并拢"。重复。慢慢地和快速地说这两个词语。

脚尖与脚趾弯曲：双腿向前伸直，拉伸脚踝使脚趾向前伸，弯曲脚踝使脚趾朝向自己。

坐式踢腿：膝盖弯曲，双脚放在面前的地上；抬起并伸直一条腿；当把它放回地上的时候，要保持笔直。另一条腿重复上述动作。然后同时将双腿抬高成 V 形，双脚悬空。腹肌会让臀部保持平衡。

维持数秒。为了获得额外的乐趣，当这样做的时候喊"啊"！

从种子到花朵：把身体在地上蜷成一个球。描述种子是如何被泥土包裹的，一场温柔的雨是如何落下来的。太阳出来了，温暖了种子。慢慢抬起一根手指，然后是一只手，然后是一只手臂，向上逐渐远离身体。然后抬起另一只手臂。慢慢站起来，向着太阳舒展"花瓣"（手臂和手）。

在高处摇，在低处摇：高声说"高"，手臂伸过头顶，双手在空中摆动；然后低声说"低"，双手在身体两侧摆动。

跺脚：膝盖弯曲，双脚放在面前的地上，最好穿上鞋；双膝交替上下，在地上重复地跺脚，发出很大的声音；然后说"嘘"，轻轻地跺脚。重复，或轻或重地跺脚，交替进行。

做以五为单元的呼吸：深深地吸气，数 5 个数，如果愿意，可以用手指计数，每呼吸一次用一根手指；然后呼气，数 5 个数。重复 3 次。

身体清醒：轻轻拍打或摸摸脖子、肩膀、手臂和腿。

站姿热身

手臂绕环：手臂向两侧伸展，在空中绕小圈，直至感觉到手臂肌肉的酸疼。

肘部对膝盖：将右肘部对着左膝盖。如果幼儿不知道从右到左的意思，站在他们旁边进行示范，或者用贴贴纸的方法进行提示。重复几次。

数字 8：双手紧握，假装在面前的空中画一个很大的数字 8。画画的时候一定要用躯干和手臂。附近可以粘贴一张写有数字 8 的图片，作为视觉提示。

轻轻侧转：轻轻摇动手臂，消除手臂的紧张感；然后扭转身体，使手臂从一边摆动到另一边。

在空中画一道彩虹：双手合十，假装在身体一侧装颜料的桶里蘸一下；双手合十向上伸展，在头顶上划一个拱形。每次双手从一侧划向另一侧的时候，喊出正在画的彩虹颜色。

侧身伸展：双手向上举过头顶，手臂仍然朝上，稍微向一侧伸展，然后试着向另一侧伸展。

向上伸展手臂：双脚并拢站立，把手臂举过头顶，尽可能地向上伸展。

扫地：摸摸脚趾头，轻轻地左右摆动手臂，就像用手指扫地一样。

提起、放下脚跟：试着把脚跟抬离地面，这样就能踮起脚尖了，再把脚跟放下。当这样做的时候，说"上"和"下"。重复几次。

触摸脚趾：双手向下触摸脚趾，保持膝盖伸直。保持这个姿势几秒钟。有些幼儿可能会想弯曲膝盖，告诉他们"尽可能让你的膝盖伸直"。

参 考 文 献

Dennison, Paul E., and Gail E. Dennison. 2010. Brain Gym® Teacher's Edition.Ventura, CA： Edu-Kinesthetics.

Dow, Connie Bergstein. 2006. Dance, Turn, Hop, Learn! Enriching Movement Activities for Preschoolers. St. Paul, MN： Redleaf Press.

Duhigg, Charles. 2014. The Power of Habit： Why We Do What We Do in Life and Business. New York： Random House.

Kranowitz, Carol, and Joye Newman. 2010. Growing an In-Sync Child： Simple and Fun Activities to Help Every Child Develop, Learn and Grow. New York： Penguin.

Lansky, Bruce. 2000. If Pigs Could Fly . . . and Other Deep Thoughts. Minnetonka, MN： Meadowbrook Press.

Pica, Rae. 2003. Your Active Child： How to Boost Physical, Emotional, and Cognitive Development through Age-Appropriate Activity. New York： McGraw-Hill.

Scott, S. J. 2017. Habit Stacking： 127 Small Changes to Improve Your Health, Wealth, and Happiness. Mahwah, NJ： Oldtown Publishing.

Vargas, Elizabeth. 2017. "Digital Addiction?" May 19, 2017. 20/20. ABC.

Voss, Dorothy E., Marjorie K. Ionta, and Beverly J. Myers. 1985. Proprioceptive Neuromuscular Facilitation： Patterns and Techniques. 3rd ed. Philadelphia： Harper and Row.

出 版 人　郑豪杰
策划编辑　赵建明
责任编辑　王　娓
版式设计　京久科创　沈晓萌
责任校对　马明辉
责任印制　李孟晓

图书在版编目（CIP）数据

运动的乐趣：幼儿大肌肉动作发展活动计划 /（美）
玛丽·林恩·哈夫纳著；罗丽，谷长伟译. —北京：
教育科学出版社，2023.7
书名原文：The Joy of Movement: Lesson Plans
and Large-Motor Activities for Preschoolers
ISBN 978-7-5191-0363-7

Ⅰ.①运…　Ⅱ.①玛…　②罗…　③谷…　Ⅲ.①幼儿—
肌肉—力量训练—研究　Ⅳ.①R195.2　②G804.49

中国国家版本馆CIP数据核字（2023）第007805号
北京市版权局著作权合同登记 图字：01-2020-3172号

运动的乐趣：幼儿大肌肉动作发展活动计划
YUNDONG DE LEQU: YOU'ER DA JIROU DONGZUO FAZHAN HUODONG JIHUA

出 版 发 行	教育科学出版社			
社　　　址	北京·朝阳区安慧北里安园甲9号	邮　　编	100101
总编室电话	010-64981290	编辑部电话	010-64989445
出版部电话	010-64989487	市场部电话	010-64989572
传　　　真	010-64989419	网　　址	http://www.esph.com.cn
经　　　销	各地新华书店			
制　　　作	北京京久科创文化有限公司			
印　　　刷	保定市中画美凯印刷有限公司			
开　　　本	720毫米×1020毫米　1/16	版　　次	2023年7月第1版
印　　　张	12.25	印　　次	2023年7月第1次印刷
字　　　数	118千	定　　价	45.00元